BHAGYASHRI JADHAV

"Casuarina equisetifolia L.": Ein potenzieller Baum

BHAGYASHRI JADHAV

"Casuarina equisetifolia L.": Ein potenzieller Baum

"Casuarina equisetifolia" Phytochemisches, pharmakologisches Potenzial und seine wertvollen gesundheitlichen Vorteile

ScienciaScripts

Imprint
Any brand names and product names mentioned in this book are subject to trademark, brand or patent protection and are trademarks or registered trademarks of their respective holders. The use of brand names, product names, common names, trade names, product descriptions etc. even without a particular marking in this work is in no way to be construed to mean that such names may be regarded as unrestricted in respect of trademark and brand protection legislation and could thus be used by anyone.

Cover image: www.ingimage.com

This book is a translation from the original published under ISBN 978-620-7-46809-6.

Publisher:
Sciencia Scripts
is a trademark of
Dodo Books Indian Ocean Ltd. and OmniScriptum S.R.L publishing group

120 High Road, East Finchley, London, N2 9ED, United Kingdom
Str. Armeneasca 28/1, office 1, Chisinau MD-2012, Republic of Moldova, Europe
Printed at: see last page
ISBN: 978-620-7-49068-4

Copyright © BHAGYASHRI JADHAV
Copyright © 2024 Dodo Books Indian Ocean Ltd. and OmniScriptum S.R.L publishing group

"Casuarina equisetifolia L.": Ein potenzieller Baum

"Casuarina equisetifolia" Phytochemisches, pharmakologisches Potenzial und seine wertvollen gesundheitlichen Vorteile

ABSTRACT

Kräuter und verschiedene Teile von Kräutern werden im ganzen Land zur Entwicklung von Arzneimitteln verwendet, die für den Menschen lebensnotwendig sind. Heute stammen etwa 80-90 % der immunsuppressiven, antimikrobiellen, kardiovaskulären und antitumoralen Medikamente aus der Pflanzenzucht. Heutzutage können die Menschen ohne Medikamente und nicht mehr gut leben, insbesondere in den Schwellenländern. Pflanzen sind die Hauptquelle für die Erkennung von modernen Arzneimittelmolekülen. Neben der ethnomedizinischen Verwendung sind die Pflanzen die Hauptquelle für die Entdeckung von Medikamenten und Arzneimitteln. Die Pflanze *Casuarina equisetifolia* ist eine immergrüne, pfeifende Kiefer, die im Allgemeinen eine Höhe von bis zu 50 m erreicht und in Indien heimisch ist. Sie wird in einigen Teilen Westbengalens und auf den Andamanen angebaut. Auch in den Küstenregionen von Gujarat bis Orissa wird sie angebaut. Verschiedene Teile von *Casuarina equisetifolia* enthalten verschiedene chemische Inhaltsstoffe, die für unterschiedliche pharmakologische Aktivitäten verantwortlich sind. In diesem Übersichtsartikel werden die chemischen Bestandteile in den verschiedenen Pflanzenteilen sowie die Extrakte aus diesen verschiedenen Teilen wie Methanol- und Ethanolextrakte beschrieben, die eine antidiabetische, krampflösende, antidiabetische, hypoglykämische, antihistaminische und antimikrobielle Wirkung haben.

KEYWORDS: Anti-diahorrehal Aktivität, Anti-mikrobielle Aktivität, Casuarina equisetifolia, Casuarine, Hypoglykämisch, Tannine.

EINFÜHRUNG

In der Vergangenheit wurden Heilmittel aus eigenem Anbau sowie umfassende Medikamente auf der ganzen Welt verwendet und dienen oft als wichtige Quelle für Drogenpillen. [1 - 3] Das Pflanzenreich hat eine andere Art von Quelle von Heilpflanzen gegeben, die in ihren unraffinierten Strukturen als hausgemachte Tees, Behandlungen, Einreibemittel, Sirupe, Implantate und Pulver verwendet werden. Die Rückkehr zu einer Grabstätte vor genau 60000 Jahren, die sich in einer Höhle im Nordirak befand und im Jahr 1960 entdeckt wurde, ist der Beweis für den Zweck der verschiedenen hausgemachten Heilmittel. [4] Immunsuppressive, antimikrobielle, kardiovaskuläre und krebshemmende Medikamente sind pflanzlichen Ursprungs, die heute zu etwa 80 % verwendet werden. (5) Die medikamentöse und restaurative Behandlung ist zu einem bedeutenden Teil des Lebens der Menschen geworden, in den geschaffenen Ländern können die Menschen ohne diese Art von Medikamenten und Behandlung nicht überleben. Für die Verbesserung der verschiedenen heilenden Fachleute von den einheimischen Verordnungen ist Drogeoffenbarung durch verschiedene fachkundige Stadien, mit einer niedrigen Geschwindigkeit des Fortschritts ungeachtet der gigantischen Kapitalspekulation angetrieben worden, die Drogeentwicklungsprozeß umfangreich bleibt. [6] Die bedeutende Familie von vielen optionalen Metaboliten sind endlos hergestellte Teile, die für verschiedene Gründe, zum Beispiel, Agrochemikalien, Aromen, Aromen, Farben, Bio-Pestizide, Drogen und andere Lebensmittel hinzugefügt Substanzen verwendet werden. Die Menschen haben Qualitäten Geschenk als restaurative Pflanzen, um mit einer Krankheit frei fröhlich solides Leben[7] Die Casuariana equisetifolia Pflanze ist immergrün pfeifende Kiefer; im Großen und Ganzen erreichen Spitze bis zu 50 m, im Wesentlichen in Indien gebracht. Sie ist in den Küstengebieten von Gujarat bis Orissa und in den Andamanen und einigen Stücken Westbengalens beheimatet. [8] Casuarina equisetifolia (Casuarinaceae) ist ein attraktiver Baum mit hängenden Ästen, die 10 bis 50 m in die Höhe ragen; man findet ihn in trockenen Hanglagen und offenen Waldgebieten von Indien, Srilanka und bis Australien. [9] In Indien sind die Arten der Casuarinaceae-Familie bedeutende Rohkomponenten für die vielen Papierfabriken. [10] Die Pflanze Casuarina equisetifolia wird als schicker überhängender Baum und in der ländlichen Entwicklung genutzt und daher allgemein in Florida für die Gestaltung von Strandpromenaden entwickelt, sei es als Bauholz, Brennholz oder als Windschutz gepflanzt, der Wälder säumt. (11) Verschiedene Teile der Pflanze, z. B. Rinde, Blätter, Samen und organische Produkte, haben antihistaminische (12), krebsvorbeugende (13), antimikrobielle (14), hepatoprotektive (15) und schmerzlindernde (16) Wirkungen gezeigt.

Synonyme

- *Casuarina equisetifolia* L.,
- *Casuarina litoria* Rumph.,
- *Casuarina equisetifolia* L. ex J.R. & G. Forst,
- *Casuarina littoralis* Salisb. [17,18]

Klassifizierung

- **Königreich:** Pflanzen (Plantae)
- **Unterlebewesen:** Tracheobionta
- **Überabteilung: Samenpflanzen (Spermatophyta)**
- **Abteilung:** Magnoliophyta
- **Klasse:** Magnoliopsida
- **Unterklasse:** Hamamelididae
- **Ordnung:** Casuarinales
- **Familie:** Casuarinaceae
- **Gattung:** Casuarina Rumph
- **Gattung:** *Casuarina equisetifolia.*

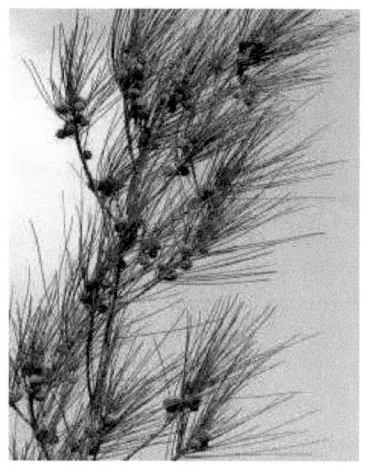

№	Sprachen	Gebräuchliche Namen
1.	Englisch	Australisches Rindsholz, Strand-She-Eiche, pfeifende Kiefer, Rindsholzbaum, Gemeiner Ru, Sumpf-She-Eiche, Kasuarinen, She-Eiche, Wilder Pfeffer, Seekiefer, Küsten-She-Eiche, Schachtelhalm-Kasuarinen, Schachtelhalm-Baum, Eisenholz, Australische Kiefer
2.	Hindi	vilayati saru, jungli jhao, jangli saru, savukku
3.	Indonesisch	aru, tjemara laut, cemara laut, ai samara, eru
4.	Chinesisch	mu ma huang, pu tong mu ma huang.
5.	Spanisch	pino, pino d'Australia, Palo de buey
6.	Japanisch	mokumao, ogasawara-matsu.
7.	Amharisch	arzelibanos, shewshewe.
8.	Fidschianisch	nokonoko
9.	Bengalisch	jau, jhau, belaiti jhao
10.	Malaiisch	murk, ru/ rhu laut, ru laut, aru
11.	Birmanisch	rosa-tinyu, tin-yu

VERTRIEB

Das eigentliche Heimatgebiet von Casuarina equisetifolia ist Südostasien, Australien und Polynesien. Normalerweise kommt sie an subtropischen und tropischen Küsten, im thailändischen Kra Isthmus, im südlichen Myanmar und vom nördlichen Australien über Malaysia, Polynesien und Melanesien vor. In einigen tropischen Ländern im Südpazifik wird sie ebenfalls als Heilpflanze oder als Zierpflanze für Windschutzanlagen angebaut. Sowohl in feuchten als auch in trockenen Zonen ist sie entlang der Meeresküsten, an Hängen, an der Küste auf rauhen Verwehungen und in offenen Hinterwäldern üblich. [21-23] Die Familie ist in Australien heimisch, mit Erweiterungen in Neuguinea und Indien. Sie ist ebenfalls über die Maskareneninsel, Neukaledonien, Südostasien verbreitet. Es gibt vier entwickelte Arten der Casuarinaceae-Familie, nämlich: 1. Casuarina glauca 2. Casuarina equisetifolia 3. Casuarina cunninghamaina 4. Casuarina junghuniana. Cuddalore, Kancheepuram, Tiruvallur, Thanjavur, Villupuram und Ramanathapuram sind die Gebiete in Tamil Nadu, in denen dieser Baum am häufigsten vorkommt. Auf sandigen Böden von Gebieten im Landesinneren konnte er ebenfalls gesehen werden. [7] Das Holz von Casuarina equisetifolia lässt sich im getrockneten Zustand gerade noch biegen und ist außergewöhnlich dick, hat ein spezifisches Gewicht von 0,83 und ist schwer zu sägen und zu teilen. Es wird als rundes Holz vor allem für die Herstellung von Strahlen, für Pfähle sowie Zäune, Schächte und Sparren und als gespaltenes Holz für Zäune, Pfähle und Materialschindeln vor allem wegen der festen Natur des Holzes verwendet. Es wurde grundsätzlich als der beste Holzhaufen im ganzen Land bezeichnet, da es ein erstklassiges Brennholz mit einer außergewöhnlichen Intensität ist, die zum Beispiel 5000 Kcal pro kg beträgt. Die Bäume werden vor allem in China auf dem Meeressand gepflanzt, wo sie häufig als Windschutz verwendet werden, um sie auszugleichen. Casuarina. equisetifolia ist zwar in Großstadtregionen sehr beliebt, war aber aufgrund der Tatsache, dass sie bei tropischen Stürmen umfallen oder brechen kann, nicht sicher. (17) Sie wurde hauptsächlich zur Behandlung von Krankheiten wie Diabetes, lockerem Stuhlgang, Durchfall, Tripper, Angstzuständen, Verstopfung, Hacken, Hautentzündungen, Halskrankheiten und Magengeschwüren verwendet. [24-26] Wie dem auch sei, adstringierend ist die primäre Eigenschaft der Rinde zu entfernen und verwendet in der läuft, Durchfall, Magen-Darm-Probleme, und ängstlich Probleme. Bei Koliken wurde das Blatt als krampflösend und die erhöhten Teile als blutzuckersenkend verwendet. [20,27] Die Samen wurden als krampflösend, antidiabetisch und anthelmintisch verwendet. [28]

BESCHREIBUNG

Morphologisch gesehen sind diese Casuarina equisetifolia Bäume einhäusig. Sowohl die männlichen als auch die weiblichen Blüten haben eine hellbraune Färbung. Die Blüten sind undefiniert und klein. An den Spitzen der Blattzweige sind männliche Rosen vorhanden, während an den Zweigen die weiblichen Rosen vorhanden sind, was bedeutet, dass sie sich unter den Blattzweigen befinden. Die weiblichen Blüten sind morphologisch angepasst, 1/2 bis 3/4 Zoll z.b. 1,3 bis 1,9 cm breit, harte Natur, warzig, braun in der Sorte mit Kiefernzapfen wie organische Produkte. Die Samen der organischen Produkte sind geflügelt. Blätter sind in Quirlen von 6 bis 8 um das Grün, 1/32 Zoll d.h. 1 weit reichend, 9 bis 15 Zoll zum Beispiel 23 bis 38 cm lang, die klein und flockig wie anscheinend sind. Kiefernnadelähnliche Blattzweige sind wesentliche Merkmale dieser Blüte. Die Blattzweige sind besonders gegliedert. Die abgestorbenen, braunen sowie abgefallenen Blattzweige liegen wie Kiefernnadeln unter den Bäumen auf dem Boden. Die Bäume haben ein wispiges Aussehen, die Äste sind zierlich und nach unten gerichtet, und die Rinde an etablierteren Bäumen ist außen grundsätzlich abblätternd und innen von einer schalen roten, erdigen Färbung. Die Rinde ist rau, von dunkelbrauner Sorte. [18,21]

Blumen

Casuarina equisetifolia ist eine beidhändig nutzbare Pflanze und unscheinbar. Die weiblichen Blüten sind klein, während die männlichen Blüten in Dolden auftreten. Die weiblichen Blüten erscheinen in Büscheln. Im ganzen Jahr findet die Entwicklung der Blüten der Pflanze zum größten Teil zwischen den Monaten Februar bis April und September bis Oktober statt. Nach einer nicht allzu langen Sämlingszeit blühen die weiblichen Blüten, aber die männlichen Blüten blühen grundsätzlich erst nach zwei Jahren der Sämlingszeit. Bei dieser Casuarina equisetifolia-Pflanze ist die Windbefruchtung von Bedeutung[29].

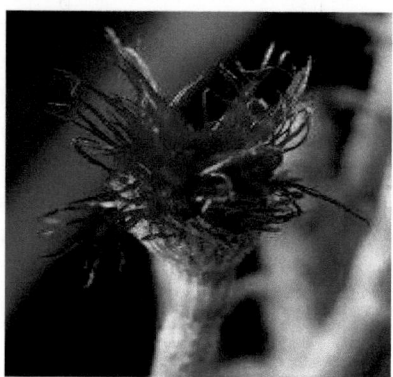

Früchte

Das Produkt dieser Pflanze ist winzig. Zopf mit geflügelten Nüssen lässt und jeder von ihnen enthält einen Samen. Die organischen Produkte haben kegelförmige Formen, die 0,75 in. (2 cm) lang sind und in holzigen enthalten. Die Reifung der Naturprodukte erfolgt während der langen Zeitspanne von Juni bis Dezember. Die Produkte von Casuarina equisetifolia sind kugelförmige, holzige Zapfen und fertige Zapfen, die dunkel oder aller Wahrscheinlichkeit nach karamellrot sind, eine größere Anzahl von geflügelten Achänen enthalten und jeweils einen einzelnen Samen umhüllen, der ein wichtiger Teil des Samens ist. In jedem Samenzapfen sind etwa 70 bis 90 hell erdfarben schattierte Samen vorhanden. [29]

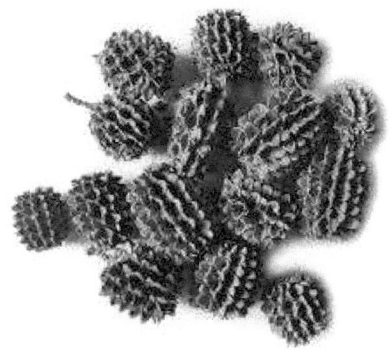

Laub

Die Zweige sind von graugrüner Farbe. Die Zweige sind extrem schlank, 4 bis 8 Zoll und 10 bis 20 cm lang und sehen aus wie Kiefernnadeln. [29]

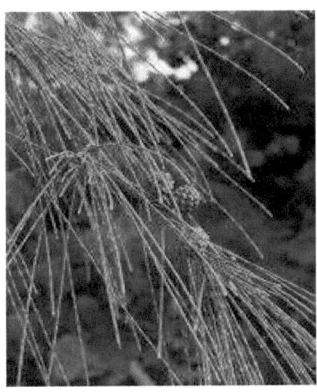

Rinde

Die Rinde ist schwach, wird im Wesentlichen zum Schälen verwendet und ist von rosabrauner Farbe [29].

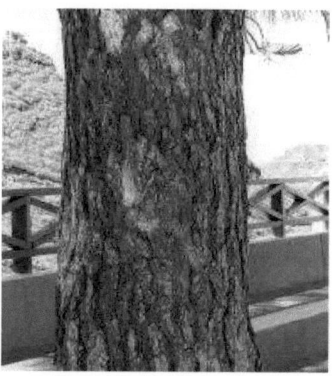

Blätter

Die Blätter sind außergewöhnlich klein, umgeben und sechs bis acht in Quirlen, dies ist eine charakteristische Komponente dieser Pflanze im Gegensatz zu anderen Pflanzen dieser Art und Zweige sind mit Blättern verbunden. [29]

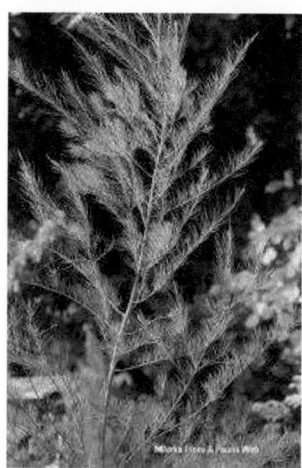

Saatgut

Casuarina equisetifolia ist eine zweihäusige Pflanze. Das bedeutet, dass sowohl die männlichen als auch die weiblichen Pflanzen dieser Pflanze unabhängig voneinander entwickelt sind. Von allen Bewohnern dieser Pflanze sind etwa 42% weibliche Pflanzen, 56% männliche Pflanzen und 2-3% der Pflanzen sind geschlechtlich unpaarig. Die Samen werden in der Regel von 5-6 Jahre alten Bäumen gesammelt, bevor die reifen Zapfen von den Bäumen abfallen. Die geflügelten Samen werden isoliert, nachdem sie mindestens 3 bis 4 Tage lang in der Sonne getrocknet wurden, und nach der Teilung dieser geflügelten Samen können sie erneut mindestens 3-4 Tage lang getrocknet werden. [29]

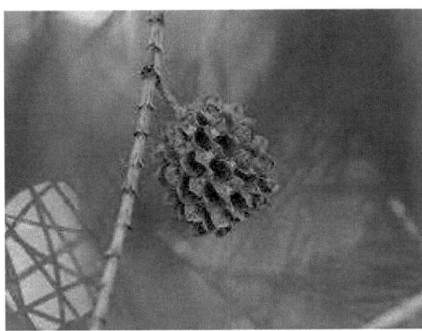

PHYTOKOMPONENTEN

Casuarina equisetifolia unter Verwendung verschiedener auflösbarer Konzentrate werden für die Durchführung phytochemischer Untersuchungen subjektiv mit den verschiedenen Teilen der Pflanze verwendet. Die begleitenden einige optionale Metaboliten sind in einem alternativen Pflanzenteile verfügbar, sie sind Alkaloide, Saponine, Phytosterol, Terpenoid, phenolische Verbindungen, Tannine, Flavonoide, Glykoside.

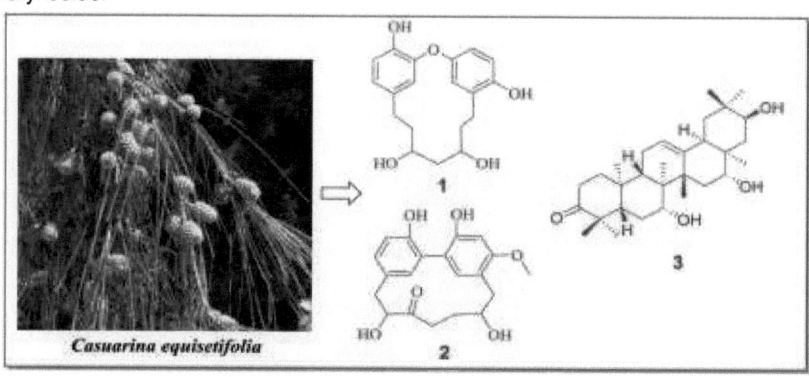

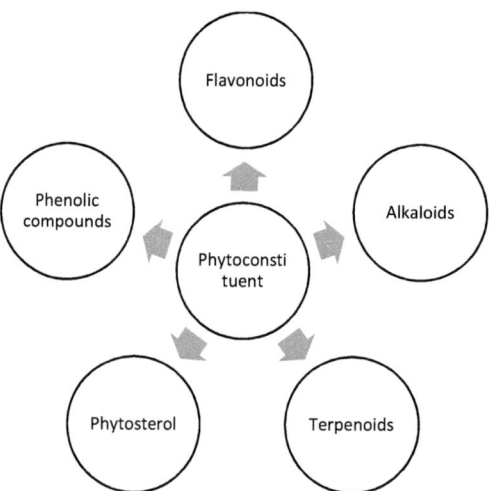

> **Flavonoid-Verbindungen**

Die wichtigsten Flavonoid-Bestandteile der Pflanze Casuarina equisetifolia sind Kaempferol, Quercetin, Rutin, Hesperetin, Narenginin, Cupres-Suflavone, Isoquercitrin, Juglanin und Nicotoflorin.

> **Alkaloide**

Der grundlegende Alkaloidgehalt der Pflanze ist sozusagen Casuarine. Es handelt sich um synthetisch tief sauerstoffhaltige Pyrzolidin-Alkaloide.

> **Terpenoide Verbindungen**

Im Blatt sowie im Pflanzenöl sind rund 76 terepenoide Verbindungen erkannt. Das zusätzlich als Lupan bezeichnete Lupeol (pentacyclisches Triterpenoid), das an der 3-beta-Position Wasserstoff enthält, ist vorhanden und wird von - Gracious gathering - unterschieden. In Bio-Ölen fehlen die Sesquiterpene. Die bedeutenden Mischungen sind 1,8 Cineol (13,1%) sowie Monoterpenkohlenwasserstoffe (29,3%), sauerstoffhaltige Monoterpene (16,2%), Pentadecanal (32,0%), Sesquiterpene (29,3%), aliphatische (40%). Die wichtigsten Bestandteile sind Caryophyllen-Oxid (11,1%), trans-Linalool-Oxid (11,5%), das einen höheren Anteil hat als 1,8-Cineol (9,7%).

> **Phytosterol-Verbindungen**

β-Sitosterin, Cholest-5-en-3-β-Stigmasterin, Cholesterinuntereinheiten mit Sterolkern werden aus der Pflanze gewonnen.

> **Phenolische Verbindungen**

Ellagsäure, Gallussäure, Catechin, Epicatechin, Proanthocyanidine, Procatechusäure, p-Cumarsäure, Chlorogensäure, Pyrogallol, Hydrochinon, Protoxybenzoesäure, Syringinsäure, Parahydroxybenzoesäure, Salicylsäure, Vannillinsäure und Rosmarinsäure sind phenolische Verbindungen mit Polyphenolringen, die aus Blättern, Naturprodukten und Rindenextrakten gewonnen werden. [30-36]

PHARMAKOLOGISCHE BEDEUTUNG

Anti-Histamin-Aktivität

Das methanolische Holzkonzentrat von casuarina equisetifolia wurde verwendet, um die Allergie-med-Bewegung durch die Verwendung von Clonidin ausgelöster Katalepsie zu vervollständigen. Die Behinderung der Dopamin-Übertragung oder die Zunahme der Ankunft der Rezeptoren ist auf die Katalepsie zurückzuführen, die durch die Droge ausgelöst wird. Clonidin zu den Mäusen durch kollektive adminstartation wird die Rezeptoreinlösung vorrücken, schließlich verbrauchte es Katalepsie in den Mäusen. Der Rezeptor Entladung Rückgang in Clonidin betätigt Trance Mäuse nach verwalten ethanolic Holz Konzentrat von casuarina equisetifolia, wegen der Pole Zelle Siedlung sowie Eigenschaften wie anabole Steroide. [12]

Antimikrobielle Aktivität

Die Sicherheit wird durch Mikroorganismen geschaffen, so dass die Angemessenheit von antimikrobiellen Mitteln und die Wertschätzung der Chemotherapie vermindert wurde, was dazu führte, dass neue Bestandteile für die mikrobielle Eindämmung gefunden wurden. Die Pflanzenteile werden für die Bewegung verwendet. Folglich wird antimikrobielle und zellverstärkende Bewegung im Gegensatz zu mikroskopischen Organismen und Wucherungen unter Verwendung von wässrigem, CH3)2CO und ethanolischem Konzentrat von verschiedenen Stücken von casuarina equisetifolia erwogen. Die Aktion wurde mit Hilfe der Plate-Dispersion-Strategie durchgeführt. Es zeigte eine enorme antimikrobielle Wirkung. Die für die Bewertung der antimikrobiellen Wirkung verwendeten Mikroorganismen waren S. aureus, E. coli, B. substiles, P. vulgaris und A. niger. Betrachtet man die Konzentrate, so ist das ethanolische Extrakt für die Wirkung überzeugend. Die extremste Hemmung zeigten die CH3)2CO-Konzentrate von Casuarina equisetifolia, deren Hemmungszone auf 29 mm und 26 mm geschätzt wurde, während die Hemmungszone für Ethanol und Methanol 16 mm betrug. [37,38]

Antioxidative Wirkung

Die antioxidativen Aktivitäten wurden mit zwei Modellen gemessen

1. (FRAP) Eisen(III)-reduzierendes/antioxidatives Vermögen

2. (DPPH) 1,1-Diphenyl-2-Picrylhydrazyl-Radikalfänger-Aktivität.

Generell ausgezeichnete Eisenverminderung/Krebsprävention Mittel Macht und DPPH revolutionären rummaging Aktion durch dichte Tannine, die von C. equisetifolia entfernt wurde genehmigt. [39] Die zellverstärkende Wirkung von Casuarina equisetifolia wurde z. B. mit Hilfe der DPPH-Untersuchung (2,2-Diphenyl-1-picrylhydrazyl) untersucht, bei der freie Extremisten gesucht wurden, was mit großem Erfolg durchgeführt wurde. Casuarina equisetifolia zeigte solide Krebsvorbeugung Mittel (DPPH freie revolutionäre rummaging Aktion) Bewegung im Gegensatz zu Ascorbinsäure korrosiven Standard, wo die IC50 = 27,71 µg/ml. [40]

Anti-Durchfall-Wirkung

Feindliche bis durchfallhemmende Wirkungen von ethanolischem Konzentrat von Casuarina equisetifolia (EECE) unter Verwendung von Lebewesen wie Nagetieren. Was ist mehr, Rizinusöl-betätigt Lockerheit des Darms, geben Pooling und kleine Verdauung Reise-Modelle in Nagetieren verwendet werden, um Antidiarrhoe Aktion unter Verwendung von Ethanol Konzentrat von Casuarina equisetifolia abgeschlossen. Enter pooling Technik wurde verwendet, um Gewicht und Volumen der gastrointestinalen Substanz, die durch Rizinusöl Inhalt angeregt wurde. EECE in den Dosierungen von 200, 300 und 400 mg/kg po insgesamt (P ist unter 0,001) verringerte die durch Rizinusöl ausgelöste Wiederkehr und Konsistenz der Läufe und des Enter-Poolings aufgrund von Diphenoxylat als Standardmedikation (5 ml/Kilogramm, po), das für eine enorme Verringerung der Abfallmenge verantwortlich ist, indem es die Wiederkehr des Kots nutzt. Die Höhe der längsten Strecke, die durch die Kohle geteilt durch die gesamte Länge des kleinen Verdauungssystems zurückgelegt wurde, ist die gastrointestinale Reisegeschwindigkeit. Grundsätzlich Zurückhaltung (P<0,001) der Rizinusöl angeregt Holzkohle Fest Reise wegen der EECE bei den Portionen von 200 und 400 mg / kg. Das EECE zeigte das Ergebnis, wie die Abnahme in der Last sowie im Volumen der gastro-intestinalen Einzelteile und in der Quantität der Lockerheit der Darmstühle, sowie eine gemäßigte Abnahme in der verdauungsfördernden Reise bezeichnete. [41]

Hypoglykämische Aktivität

Aeronautische Teile und Samen von Casuarina equisetifolia werden im Allgemeinen zur antidiabetischen Behandlung eingesetzt. Um die hyperglykämische Bewegung von Casuarina equisetifolia zu bestätigen, wurde Rindenabrieb mit Ethanol als Lösungsmittel verwendet. Nach der Einnahme von ethanolischem Extrakt sank der Blutzuckerspiegel am siebten Tag. In einer anderen Übersichtsarbeit untersuchten Forscher, dass die antidiabetische Wirkung unter Verwendung des ethanolischen Konzentrats der Rinde von Casuarina equisetifolia durch die Verwendung von Streptozocin veranlassten Nagetieren abgeschlossen ist. [41]

Heptoprotektive Aktivität

Bestimmung der pharmakologischen Bedeutung von casuarina equestifolia für die heptoprotektive Wirkung. Die heptoprotektive Wirkung wurde bei Nagetieren, denen CCl4 verabreicht wurde, nachgewiesen. Bei Nagetieren wurde CCl4 durch interperitoneale Infusion verabreicht. Sobald das CCl4 infundiert war, wurde die Leber der Nager geschädigt. Dann, an diesem Punkt, das mthanolic Konzentrat von casuarina equestifolia wurde adminstarted zu den Nagetieren durch den Kurs der interperitoneal Infusion der Organisation Anteil war 500mg/kg Körpergewicht.

Entzündungshemmende Wirkung

Der Baum Rinde extrahieren gezeigt mildernde Lebensfähigkeit in einem Umfang von Fixierungen (20, 40, 60 und 80 g/mL). Im Gegensatz zu Ethanol und Wasser zu entfernen, methanolische Rinde extrahieren zeigen die beste Zurückhaltung Bewegung und die extremsten / prominentesten Hindernis Aktion (84.6â ± 0.26) und (IC50 33.6 Â ± 0.23 Î1/4g/mL) wurden zusätzlich bei 80 Î1/4g/mL für die Methanol-Wurzel trennen, demonstrieren konkurrenzlos in vitro beruhigende Wirkung.[43]

Antibakterielle Aktivität

Unraffinierte Konzentrate von Casuarina equisetifolia enthalten eine Reihe von Phytokonstituenten, darunter Phenole, Flavonoide, Tannine und Terpenoide, die für die Wiederherstellungsfähigkeit der Pflanze verantwortlich sind, während sie mit Hilfe eines Lösemittels aufgetrennt werden. Bei der Überprüfung wurde festgestellt, dass das Methanol-Wurzelextrakt von Casuarina equisetifolia in Verbindung mit synthetischen Stoffen, die durch GC-MS-Untersuchungen unterschieden wurden, vielversprechend als Wiederherstellungsspezialist ist, da es einen hohen Feind der bakteriellen Wirkung hat. Die Studien werden zusätzlich analysiert, um die pharmakologisch dynamischen Partikel, die in dieser Bioaktivität enthalten sind, zu unterscheiden, zu reinigen und darzustellen. Das synthetische, das erkannt wurde, kann möglicherweise als Grund für leistungsfähige neue antibakterielle Medikationen mit im Wesentlichen weniger oder keinen unfreundlichen Effekten verwendet werden.[46] Das Wurzelkonzentrat des Baumes zeigte die vorstehendste Zone der Behinderung gegen Proteus vulgaris, Shigella sonnei, Bacillus subtilis, Staphylococcus aureus, etc.[47] Feindlich zur histaminischen Tätigkeit wurden Mäuse mit Clonidin-angeregter Katalepsie intravenös mit dem methanolischen Holzkonzentrat des Baumes verwiesen, um seine Allergiemedizinbewegung zu prüfen. Anschließend wurde weniger Rezeptor abgegeben, vielleicht als Ergebnis der Polzellbesiedlung oder der Allergiemedizineigenschaften.[43]

Antidiabetische Aktivität

Verschiedene Spezialisten haben gezeigt, dass der Baum eine potentielle Quelle für natürlich dynamische synthetische Substanzen zur Behandlung von Diabetes ist[45] Der Diabetes wurde durch die Verwendung von Extrakten (Flüssigkeit, Ethanol, Methanol) aus Baumteilen wie Samen, Blättern usw. gelindert. Dies deutet darauf hin, dass es ein Potenzial als neues, reguläres Medikament zur Behandlung von Diabetes und seinen Folgen hat. Die Konzentrate enthielten Mischungen aus Gerbstoffen, Flavonoiden, Saponinen, Phenolen, Alkaloiden und zuckerabbauenden Stoffen. Der Blutzuckerspiegel bei diabetischen Nagetieren, die mit Ethanol, Wasser und Methanol behandelt wurden, sank um 64%, 59% und 58%, jeweils getrennt, und die Blattextrakte haben ebenfalls gezeigt, dass sie den Glukose- und Cholesterinspiegel senken, was sie zu einer vielversprechenden regelmäßigen neuen Spur für die Verbesserung von Medikamenten bei der Behandlung von Diabetes und Dyslipidämie macht.[49]

krampflösende Wirkung

Rezeptor, Acetylcholin, Bariumchlorid und Kaliumchlorid (Spasmogene) verursachten verminderte Ileumkompressionen, wenn sie mit dem Methanolkonzentrat der Stammrinde kombiniert wurden. Die Wirkungen von Nifedipin wurden durch das Konzentrat verstärkt, was zeigt, dass es antihistaminische, antimuskarinische und Kalziumkanal hemmende Eigenschaften hat. Es wurden auch krampflösende Wirkungen festgestellt, was auf die im Extrakt enthaltenen Flavonoide und Tannine zurückzuführen sein könnte (43, 51).

Anti-Ulkus/Gastro-protektive Aktivität

Bei hellhäutigen Nagetieren wurde die geschwürshemmende Wirkung eines ethanolischen Baumkonzentrats anhand von Modellen von Magengeschwüren untersucht, die durch Ethanol, Indomethacin und Kälteeinschränkung hervorgerufen wurden. Verminderte Magengeschwüranordnung nach Ethanolverabreichung wurde mit erweiternden Zentralisierungen des ethanolischen Extraktes verbunden.[43]

Anti-arthritische Aktivität

In den verschiedenen Schriften wurde festgestellt, dass das methanolische Konzentrat des Produkts von Casuarina equisetifolia aufgrund seines hohen Polyphenolgehalts eine starke bänderfeindliche und lindernde Wirkung gezeigt hat. Das Pfotenödem bei Nagetieren wurde durch die Verwendung des Naturprodukts Casuarina equisetifolia vermindert, und das Naturprodukt standardisierte hämatologische und biochemische Mängel bei adjuvant ausgelösten Gelenkschmerzen bei Nagetieren sowohl in der frühen als auch in der späteren Phase der CFA-ausgelösten Gelenkschmerzen. In dieser Untersuchung haben nicht die Möglichkeit gehabt, den genauen Bestandteil zu erklären, durch den Konzentrate die Auswirkungen der adjuvant-ausgelösten/produzierten Arthritis verringern.[48]

Zytotoxische Aktivität

Verschiedene Untersuchungen haben gezeigt, dass die methanolischen Extrakte der Blätter von Casuarina equisetifolia in einem Bioassay mit Brackwasserkrebsen eine beeindruckende zytotoxische Wirkung zeigten[50]. Andererseits haben die Untersuchungen auch gezeigt, dass die methanolischen Extrakte im Vergleich zu den verschiedenen Abteilungen die besten natürlichen und zytotoxischen Eigenschaften aufwiesen. Dies macht es zu einem vielversprechenden Material, aus dem Nanopartikel entfernt werden können. Als Au-NPs (Gold-Nanopartikel) zu dem methanolischen Extrakt hinzugefügt wurden, erhöhten sich die konzentrierten Such- und zytotoxischen Wirkungen, und die konzentrierte hemmende Wirkung auf die α-Amylase-Bewegung nahm ebenfalls zu. Das Rindenextrakt ist ebenfalls mit der Mischung von öko-akkommodierenden Au-NPs mit einer gewinnbringenden Wirkung als zytotoxische Spezialisten verbunden, methanolische Casuarina equisetifolia Rinde entfernen ist eine riesige Bioressource.[52]

Nephroprotektive Aktivität

Die Wissenschaftler untersuchten die wahrscheinlichen nephroprotektiven Auswirkungen eines methanolischen Konzentrats aus Casuarina equisetifolia-Blättern auf Wistar-Nager mit Gentamicin-induzierter Nephrotoxizität. Extra, Es vermindern Lipidperoxidation und erhöhen intrazelluläre Feind von Oxidationsmittel Schutz gegen Gentamicin-angeregte Nephrotoxizität, ein Konzentrat bereit aus den Blättern des Baumes wurde gezeigt, dass nützliche Wirkung.[44,53,54]

Waldbauliche Merkmale [55]

Klima

Casuarina ist eine sich schnell entwickelnde, trockenheitsresistente, unbeschwerte Art für so unterschiedliche Standorte und Umgebungen wie Hafenviertel, heiße, schwüle Dschungel und überraschenderweise auch halbtrockene Gebiete. Der Baum bleibt selbst von Wirbelstürmen in Küstenregionen unbeeinflusst. Er kann sehr wohl bis zu einer Höhe von 1500 Metern entwickelt werden. Er wird in der Regel bei niedrigem Grundwasserspiegel abgenutzt und schießt, wenn der Grundwasserspiegel ansteigt, in die Höhe. Die Art treibt nicht aus und ist nicht eisfest, kann aber niedrige Temperaturen ertragen.

Temperatur

Sie wird grundsätzlich in Regionen mit tropischer und schwül-subtropischer Umgebung angesiedelt, in denen die durchschnittliche Jahrestemperatur 280°C beträgt. Sie ist lichtbedürftig und benötigt helles Tageslicht für eine optimale Entwicklung und Vermehrung. Die extremste Temperatur in ihrer Heimatregion liegt im Monatsmittel zwischen 150 und 330 Grad Celsius, sie ist jedoch an viele Temperaturen angepasst. An den Ufern des indischen Vorgebirges, wo sie gut gedeiht, schwankt die höchste Schattentemperatur zweifellos von 35,56 bis 41,110 C und die niedrigste zweifelsohne von 7,22 bis 17,220 C.

Niederschlag

Bei uns schwankt der Jahresniederschlag zwischen 700 und 2.500 mm, häufig mit einer Trockenzeit von 6-8 Monaten. Dennoch hat sich die Pflanze auch in Regionen mit Jahresniederschlägen von nur 200-300 mm oder bis zu 5.000 mm bewährt.

Boden

Der Baum gedeiht am besten auf freien Sandböden, Laterit, reichen Lehmböden und einigen schlammigen Stellen in offenen Gebieten, wo der pH-Wert zwischen 4,8 und 8,4 liegt. Sie bevorzugt sandige Böden mit hohem Grundwasserspiegel in der Jahresmitte. Die Art kann sich auch in salzhaltigen und löslichen Böden ansiedeln. Schwere, lehmige Endlosböden mit unglücklichem Abfall sind ihrer Entwicklung abträglich. Große Bestände sollten auf Lateritböden und rundum ausgelaugten sandigen Oberböden zu sehen sein. Der Baum kann auch auf ungünstigen Böden gedeihen, da er in der Lage ist, Luftstickstoff zu binden. Zu den Böden gehören Meersand, bewegter steriler Sand, Bachanschwemmungen, sandige Böden mit hohem Grundwasserspiegel, roter Mutterboden, roter Kiesboden und harter Laterit usw. Die geografische Lage reicht von Meeresufern bis hin zu sanft hügeligen Landschaften. Ausbreitung der Baumschulen: Die Etablierung von Stecklingen ist die allgemein geübte Technik zur vegetativen Vermehrung von C. equisetifolia (Kumar, 2017).

Fähigkeit zur Stickstoffbindung

Casuarina equisetifolia beteiligt sich während der Zeit der natürlichen Stickstoffbesessenheit an der Bildung von Wurzelknollen mit Hilfe von Aktinomyceten-Mikroorganismen namens Frankia (Hardman et al., 2012). Drei Aktinomyceten wurden aus den oberflächlich gereinigten Wurzelknollen von C. equisetifolia isoliert und morphologisch als Frankia sp., Streptomyces sp. und Micromonospora sp. identifiziert. Die Art ist auf kalkhaltigen und etwas salzigen Böden recht nachsichtig und ist ein äußerst unglücklicher Unterhalter auf schweren Böden wie Dreck. Sie kann für einen außergewöhnlich kurzen Zeitraum halbwegs Staunässe ertragen.

Verwendet

Es besteht ein überwältigendes Interesse an Casuarina-Schäften für Plattformen, zur Fokussierung, als Material und so weiter. Schächte werden in ganz Indien als Stützen für landwirtschaftliche Ernten wie Bananen, Tomaten, Betelpflanzen und so weiter verwendet. Das Holz wird für die Produktion von Stäben, Bootsbau, Elektroschächten, Wänden, Möbeln, Eingängen, Hauspfosten, Haufen, Sparren, Gerätegriffen, Karrenhageln verwendet. Es ist vielleicht das beste Anzündholz der Welt mit einem hohen Heizwert von 4950 kcal/kg. Es wird weithin als Brennstoff und zur Herstellung von Holzkohle verwendet. Er verbrennt ebenfalls, wenn er grün ist. Wenn der Baum gefällt wird, wird er umgewandelt und in mindestens 4 Strukturen angeboten: Stümpfe, dickere Äste, bessere Äste mit Nadeln und Knüppel von 1 m Länge. Diese Artikel decken die verschiedenen Bedürfnisse sowohl der reichen als auch der armen Leute ab. Die Stümpfe eignen sich erstaunlicherweise sehr gut zur Herstellung von Holzkohle.

Das Holz eignet sich gut für Papierbrei und ist ein vielversprechender Naturstoff für die Herstellung von Papier zum Schreiben, Drucken und Verpacken. Es kann auch für die Herstellung von Hart- und Spanplatten verwendet werden. Die Rinde ist kastanienbraun und blau-dunkel in der Sorte und ist ein Tonikum und adstringierend. Sie ist wertvoll bei der Behandlung von Darmträgheit und Diarrhöe. Ihr Pulver wird für die Behandlung von Hautausschlägen verwendet. Ein Feuchtigkeitsmittel aus ihr gilt als starkes Mittel zum Abschwemmen der Kehle, bei Beri, bei Hacken, Geschwüren, Verstopfung und Magenschmerzen. Die Rinde enthält katechinartige Tannine (6-18%). Die neue Rinde wird normalerweise auf die Fischereileinen gescheuert, um die Fischernetze zu härten und zu schützen.

Die Nadeln werden zu Dünger verarbeitet und als Kompost verwendet. Sie werden pulverisiert und in Öl eingelegt und als Heilmittel bei Ohrenkrankheiten eingesetzt. Ihr Konzentrat hat sich als Feind von bösartigem Wachstum erwiesen. Das Phytosterol aus den Blättern der Pflanze wird als blutzuckersenkend, molluskizid, zytotoxisch und zur Behandlung von Angstzuständen, Darmträgheit und Gonorrhöe eingesetzt. Der Baum ist gesellschaftlich von Bedeutung, da seine Rinde in den üblichen Rezepten zur Behandlung von Magen-Darm-Problemen und anderen Krankheiten verwendet wird.

Einsatz für den Umweltschutz

Casuarina bildet große Asylgürtel und hilft außerdem beim Ausgleich von Sandhügeln. C. equisetifolia kann möglicherweise CO_2 aus der Luft binden und trägt zum lokalen Kohlenstoffkreislauf bei. Ausgedehnte Schutzgürtel werden in den Küstengebieten von Westbengalen, Orissa, Andhra Pradesh, Tamil Nadu, Kerala und Karnataka angelegt. Sie schützen die Zersetzung des Bodens durch Verringerung der Windgeschwindigkeit. Die feine Organisation der unterirdischen Wurzeln schützt den Boden zusätzlich vor Niederschlägen und Wind. Aufgrund seiner Fähigkeit, barometrischen Stickstoff zu fixieren, wirkt er auf ökologisch schwachen Böden.

Darüber hinaus wurde ausgeführt, dass zu den negativen natürlichen Auswirkungen des Eindringens von Casuarina die Beseitigung der lokalen Vegetation [56], die Blockierung der Siedlungsgebiete von Meeresschildkröten und Krokodilen durch umgestürzte Bäume [57] und die Beeinträchtigung der Atemwege durch die Staubbelastung [58] gehören.

Die Rolle von Casuarina Equisetifolia bei der Synthese von Nanopartikeln

Die Nano-Innovation ist das jüngste und eines der ermutigendsten Untersuchungsgebiete in der heutigen Wissenschaft und Technologie. Metallische Nanopartikel zeigen enorme erwartete Anwendungen in der Medizin, Wissenschaft, Materialwissenschaft, Physik, Wissenschaft, organische Markierung.

Grüne Synthese von Silbernanopartikeln

Die aktuelle Arbeit Bericht, grüne Vereinigung von Bit-Nanopartikeln wurde von abnehmenden Spezialisten der restaurativ signifikante palnt casuarina equisetifolia Blätter getrennt gemischt. Die gemischten Bit-Nanopartikel wurden durch den Unterschied in der Vielfalt, uv-visable der SPR Wert bei 425nm, FTIR Spectraand XRD Untersuchungen angepasst. Von den HRTEM-Bildern, die Ag-Nanopartikel sind rund Form mit Größe 14-50nm.The casuarina equisetifolia Blatt entfernen Phytochemical, zum Beispiel, polyphenolische Sammlungen von Tannin, Kaempferol, Catechin und Gallocatechin scheinen zu übernehmen Teil in abnehmende und Absetzen Spezialisten in der kombinierten Ag-Nanopartikel. [59]

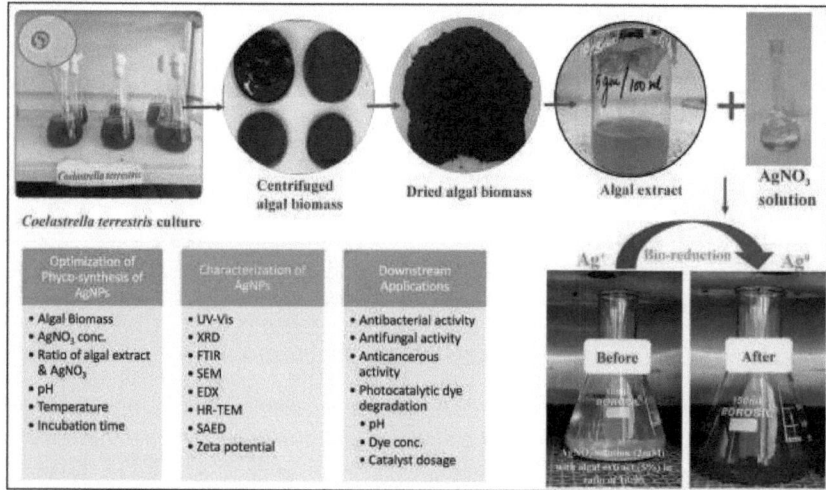

Nützlich für die Herstellung von Papierzellstoff

Die Maische dieses Baumes wird in der Papierindustrie häufig verwendet. Mit Hilfe des unparteiischen Sulfit-Halbstoffverfahrens wurde nachgewiesen, dass sich aus dem Holz von Casuarina equisetifolia eine hervorragende Papiermaische herstellen lässt. Allerdings behindern die Schwierigkeiten bei der Trennung dieses extrem harten Holzes den Aufschlussprozess[25].

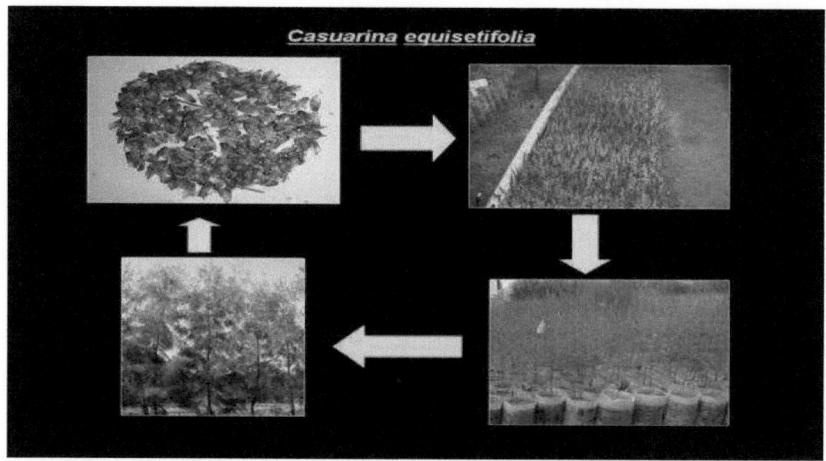

Nützlich für die Erosionskontrolle

Casuarina-Arten werden dafür verantwortlich gemacht, dass sie die Zersetzung des Bodens einschränken, indem sie die Zersetzung durch Wind vermindern und mit ihren schlanken unterirdischen Wurzeln eine Streu aus vernetzten Nadeln bilden, die vor Niederschlägen und Wind schützt.[60]

Einige Arten von Kasuarinen sind hilfreich für die Sicherung von Flussufern, die Verringerung der Bodenzersetzung und den Ausgleich von Sand usw. Beinhaltet. Sowohl C. equisetifolia (Australische Kiefer) als auch C. cunninghamiana (Stromeiche) sind besonders für ihre Fähigkeit bekannt, Flussufer zu schützen. C. equisetifolia wird häufig zur Regulierung von Sandböden verwendet.

Die reichlich vorhandenen Wurzelschösslinge von Bäumen wie C. glauca (Sumpfeiche) können sich zur Bekämpfung der Desintegration eignen, da sie sich ausbreiten und den Boden festhalten können, insbesondere an steilen Berghängen oder an Orten, die unterspült worden sind. Außerdem werden die herabgefallenen Blätter und Äste des Baumes über den unfruchtbaren Boden geweht, bedecken ihn und beugen der Desintegration vor, während sie gleichzeitig ein optimales Klima für die Aufzucht der Pflanzen schaffen.

Nützlich für Windschutz

Der Baum wird üblicherweise als Windschutz verwendet. C. equisetifolia kann in Gebieten wie Nordafrika, Westafrika, dem Mittleren Osten, Indien und Südchina und so weiter gefunden werden. Das Vorhandensein einer großen Anzahl von außergewöhnlich auffächernden Zweigen nimmt die Windenergie regelrecht auf. Ungeachtet ihres Schutzes vor Wind, haben die Bäume verschiedene Eigenschaften, die sie zu einer guten Wahl für Windschutzstreifen machen, einschließlich der Widerstandsfähigkeit gegenüber einer Vielzahl von Böden und Umgebungen, der Stickstoffunabhängigkeit, der schnellen frühen Entwicklung, der passenden Höhe und Robustheit, der dicken Krone und dem nutzbaren Holz. Es ist sehr interessant, dass ein einzelner Baum diese Qualitäten besitzt; häufig benötigen Windschutzgürtel mindestens zwei Arten, um den Wind richtig zu dämpfen.[60,61-62]

Nützlich für die Erhaltung der Stabilität von Sanddünen

Der Baum wird verwendet, um den Zerfall in Strand- und Mündungsgebieten zu verhindern, da er mit scharfen, trockenen Bedingungen zurechtkommt und effektiv im Sand gedeiht.[60]

Nützlich für den Gerbungsprozess

Der Baum ist auf Madagaskar beheimatet und wird schon seit langem wegen seiner tanninreichen Quelle genutzt. Das in dieser Pflanze reichlich vorhandene Tannin wird zur Behandlung von Alligatorhäuten und zur Erhaltung der Zuverlässigkeit von Angelschnüren verwendet. Schnell eindringende Tannine verleihen dem Kalbsleder eine flexible, kräftige und leicht rosig-erdige Farbe. Tannine können auch aus verschiedenen Arten von Kasuarinen gewonnen werden[60,63].

Verwendung als Brennholz

Sowohl in China als auch in Indien wird es größtenteils wegen seiner Anzündeigenschaften verwendet. Wegen seines hohen Brennwerts von 4.950 Kalorien oder 8.910 Btus wird es als "das beste Anzündholz der Welt" bezeichnet. Wenn die Erde eines chinesischen Gehöfts durch Überbepflanzung erschöpft ist, wird sie von den Farmern des Landes häufig durch Casuarina ersetzt. Dadurch kann sich das Land erholen, die Reifung wird wiederhergestellt (der Baum kann Stickstoff aus der Luft binden), und es entsteht ein bedeutender Vermögenswert (die Entwicklung von Brennholz), der mit Gewinn verkauft werden kann.[60] Aufgrund ihrer Stickstoffbindungskapazitäten eignen sich die Bäume ideal für die Ernte von Biomasse, Maische und anderen modernen Produkten.

Bodenerhaltung und -rekultivierung

Die Pflanze ist in den Küstenregionen weit verbreitet, um den Boden wiederherzustellen und die Bodenzerstörung zu bekämpfen. Durch die Etablierung dieser Art wurden verschiedene Landstriche an der Meeresküste wiederhergestellt, auf denen nun verschiedene Arten vorkommen können. Dies ist auch für Uferbegrünungen, Flussmündungen, Bachufer und Bäche sinnvoll. Er wird als immergrüner Zaun, Deckungsgürtel, Windschutz, Straßenbaum und als Sandbelag verwendet. Sie wird außerdem für die Agroforstwirtschaft und den sozialen Rangerdienst vorgeschlagen [64].

GENETIK UND BAUMZUCHT

Landrassen von Casuarina equisetifolia [65]

Die Organisation für die Vererbung von Hinterwäldern und die Vermehrung von Bäumen führte von 1992 bis 1995 ein Programm zur Bestimmung von Klonen von Casuarina equisetifolia durch, das sich auf die Erzeugung von Klonen mit hohem Ertrag konzentrierte. Die Studie wurde in Chidambaram (Scope 11o 24' N, Longitude 79o 44' E) Chengalpet (Scope 12o 42' N, Longitude 80o 01' E) und Tiruchendur (Scope 8o 30' N, Longitude 78o 11' E) in Tamil Nadu durchgeführt. Die 106 ausgewählten Klone wurden in einer Klonbank und einem Vermehrungsgarten für die Massenvermehrung gesammelt. Danach wurde ein weiteres Ausleseprogramm in 8-10 Jahre alten Ranches, die sich an gezielten Bestimmungsorten unter den Bedingungen von Salzigkeit, Alkalität, Trockenzeit und kränkelnden und geplagten Herrenhäusern befinden, aufgenommen. 51 CPTs wurden mit einer hohen Bestimmtheit von 1 aus 10.000 ausgewählt und 45 von ihnen wurden in der Klonbank in Coimbatore gesammelt. Nach und nach sind 229 Klone von C. equisetifolia in der Klonbank des IFGTB zugänglich, die auch Auswahlen von verschiedenen Partnern enthält. [1] (2001).

Auswahl von Casuarina junghuhniana Provenienzen [66]

Casuarina junghuhniana ist auf den indonesischen Inseln Java, Timor und Wetar heimisch. Um die Vererbungsbasis dieser erwarteten Art zu verbreiten, führte das IFGTB zwei Feldvorversuche in Puducherry und Panampally durch, um gängige Provenienzen auszuwählen. Diese Feldversuche umfassten 10 Provenienzen von C. junghuhniana ssp. junghuhniana aus Indonesien, sechs Provenienzen der Unterart timorensis aus Indonesien und sieben Landrassen-Sämlinge aus Kenia und Tansania. Die Provenienzen aus Timor und Wetar Isands schnitten besser ab als die aus Java und die Landrassen-Sämlinge aus Kenia und Tansania. Provenienzen aus Osttimor wuchsen bei praktisch gleicher Holzdicke um 38 % schneller als die Nachbarsämlinge. Die Untersuchungen zeigten, dass C. junghuhniana eine höhere photosynthetische Wirksamkeit, Trockenheit und Salzresistenz aufweist als C. equisetifolia. Die Holzdicke der Provenienzen schwankte im Alter von 4 Jahren in Puducherry zwischen 0,54 und 0,73 g/cc. Die allgemeine mittlere Dicke von C. junghuhniana entsprach nicht genau der von C. equisetifolia. Die höchste Mächtigkeit unter den C. junghuhniana-Herkünften wurde für die Camplong-Herkunft (0,73) festgestellt, was gleichbedeutend ist mit der benachbarten Saatgutpartie von C. equisetifolia in Puducherry (0,7). Für diese Art wurden Saatgutplantagen angelegt und den Baumzüchtern wird Saatgut zur Verfügung gestellt. Die Identifizierung ertragreicher Sortimente (Provenienzen,

Familien und Klone) und die groß angelegte Herstellung von Saatgut in Saatgutplantagen haben dazu beigetragen, dass der Holzanbau in Kasuarinenplantagen wesentlich zunimmt.

Schätzung der Genvielfalt, der Zuchteffizienz, der Populationsgröße und des genetischen Gewinns in Sämlingsplantagen [67]

Zwei Provenienzvorstufen von Casuarina equisetifolia und C. junghuhniana, die nach frühzeitiger Bewertung und Reduzierung zur Eliminierung minderwertiger Provenienzen und Bäume innerhalb der Provenienzen vollständig in Sämlingspflanzungen umgewandelt wurden, wurden auf ihre Aufzuchttauglichkeit hin überprüft. Massensaatgut von mehr als 25 Elternbäumen in jeder Saatgutpartie wurde für die Anlage von drei Provenienzvorläufen in randomisierten Gesamtblöcken an der Küste und im Binnenland verwendet. Eine der Provenienzvorstufen von C. equisetifolia in Sadivayal in Tamil Nadu wurde angelegt, um mit den Familiendaten als Provenienz-Nachkommen-Vorstufe Schritt zu halten. Bei beiden Casuarina-Arten war ein eindeutiges Muster zwischen Küste und Binnenland zu erkennen. Die Fruchtbarkeitsvielfalt war im Landesinneren größer, jedoch war das Orientierungsmuster in beiden Gebieten ziemlich vergleichbar. In den Plantagen im Landesinneren gab es zahlreiche nicht blühende Bäume, im Gegensatz zu den Standorten am Wasser. Die Staub- und Samenbildung pro Baum war bei Bäumen im Binnenland ohnehin höher, was zu einer schrägen Verteilung des Reichtums in Binnenlandplantagen führte. Unveredelte Plantagen wiesen bei beiden Casuarina-Arten eine zufriedenstellende Vielfalt auf, im Gegensatz zu den vorläufig anerkannten Nachkommen. Es gab keine große Beziehung zwischen dem Baumbestand und dem Reichtum. Auf diese Weise würde eine Bestimmung, bei der der Reichtum außer Acht gelassen wird, die Vermehrung in Zukunft nicht fördern. Zwei Sämlingspflanzungen von C. equisetifolia und C. junghuhniana, die jeweils in Küsten- (Puducherry) und Binnenlandgebieten (Karunya und Panampally) in Südindien durch abnehmende Provenienzvorstufen angelegt wurden, wurden auf Geschlechtsartikulation und Reifesorte untersucht. Mehr als 80 % der Bäume in C. equisetifolia-Pflanzungen waren in den beiden Bestimmungsorten fruchtbar, mit einem vergleichbaren Anteil an mehr (fast doppelt so vielen) weiblichen Bäumen und einem gleich großen Anteil an einhäusigen und nicht blühenden Bäumen. Bei C. junghuhniana wies die Anpflanzung am Strand einen doppelt so hohen Anteil an reifen Bäumen auf wie die Anpflanzung im Landesinneren. Anpflanzungen, die in Strandnähe angelegt wurden, wiesen eine geringere Fruchtbarkeitsvielfalt auf und hielten folglich mit einer größeren Vielfalt bei den beiden Arten Schritt. An den Küstenstandorten gab es eine größere Anzahl von Bäumen, die wirklich zur Samenbildung beitrugen, als im Binnenland. Maßnahmen wie die obligatorische Saatgutauswahl aus einer großen Anzahl von Bäumen und die fortschreitende Darstellung der vorherrschenden Provenienzen mit geringer Reife wären hilfreich, um die Sortenvielfalt während der Ausbildung zu kontrollieren. Für Cauarina equisetifolia und C. junghuhniana wurden in verschiedenen Gebieten zwei Vorversuche zur Vererbung angelegt, um die Qualität des Saatguts zu testen, das aus Sämlingsplantagen stammt. Das Saatgut von C. junghuhniana aus den beiden Anpflanzungen war besser als die anderen Sämlinge in der Casuarina-Vorstufe in einem Gebiet. In dem darauf folgenden Gebiet waren die Unterschiede nicht so groß. Auf diese Weise zeigen die frühen Muster, dass sich die geringe Vielfalt, die durch unglückliche Blüte und verwandte Verpaarungen in den Stammpflanzungen entsteht, in der minderwertigen Ausführung der Nachkommenschaft zeigt. Unveredelte Plantagen halten meist eine ausreichende Vielfalt aufrecht und liefern in der Folge keine angeborenen Nachkommen.

Fortpflanzungsbiologie von Casuarina equisetifolia [68]

Die Blüte findet offensichtlich in zwei Jahreszeiten statt: die erste, die von Ende September bis Dezember andauert, ist von großer Bedeutung, die zweite, die von Ende Mai bis Juli andauert, ist eher begrenzt. Zwischen den verschiedenen Saatgutparzellen gibt es eine große Vielfalt in der Blütezeit. Die eingebürgerten Saatgutpartien, z. B. South Arcot und Orissa aus Indien, begannen 12-14 Jahre nach der Aussaat zu blühen. Die meisten Saatgutparzellen waren nach zwei Jahren fortpflanzungsreif. Bei den indischen Saatgutpartien gab es jedoch eine große Anzahl von Völkern in verschiedenen Saatgutpartien, die auch nach 4 Jahren keine Anzeichen für eine Blüte zeigten. Männliche Blüte: Sowohl bei einhäusigen als auch bei zweihäusigen Verhältnissen ging die männliche Blüte dem weiblichen Stadium voraus. Die männliche Blüte ist umfangreich mit einer grundlegenden Episode, die 7-14 Tage dauert, gefolgt von 5-6 unregelmäßigen Episoden, die 2-3 Tage dauern. Diese Episoden erstrecken sich über einen Zeitraum von 2-3 Monaten. Weibliche Blüte: Die weibliche Blüte ist im Allgemeinen eine einmalige Blüte, die 7-10 Tage andauert. In seltenen Fällen blühen sie in mehreren kurzen Episoden, die 3-4 Tage dauern. Typischerweise tritt eine solche Blüte mit vollständig ausgereiften Knospen auf, die träge bleiben. Diejenigen, die die Entwicklung erreicht haben, zeigen eine Abstufung in ihrem konzeptionellen Ergebnis von wenig bis reichlich. Fruchtbarkeits-Phänologie: Die Sämlinge schwankten eindrucksvoll in Bezug auf den Ertrag an biologischen Produkten pro Baum. Promotionen South Arcot und Orissa aus Indien und Beechai, China zeigten extrem gewichtigen Verlauf der Naturprodukte von 3000 - 5000 pro Baum. Die Sämereien Benin, Thailand, Sarawak und Fidschi zeigten einen moderaten Kurs von 1200 - 1500 Bioprodukten. Im Gegensatz zu den oben genannten Aktionen zeigten die Sämlinge aus Kenia, Australien (NT), den Salomonen und Guam eine geringe Fruchtbildung (200 - 500 Zapfen). Die geringste Menge an

Naturprodukten wurde in Ägypten beobachtet. Was die organischen Produkte betrifft, so wiesen die indischen Saatgutpartien die größte Breite und Länge auf, prompt gefolgt von Beechai, China. Die wenigsten entwickelten Naturprodukte wurden von den Saatgutpartien der Salomonen und Ranong, Thailand, gebildet. Samenertrag: Der höchste Samenertrag pro Zapfen wurde in Beechai, China, erzielt. Praktisch vergleichbare Qualitäten wurden in den eingebürgerten indischen Saatgutparzellen erzielt. Was die Samenfüllungsrate betrifft, so war sie in Benin am geringsten (35,7 %), während sie in Ägypten am höchsten war (71 %). Was den Samenertrag pro Baum anbelangt, der aus dem Samenertrag pro Zapfen und der Anzahl der Zapfen extrapoliert wurde, waren die indischen Saatgutparzellen mit etwa 20.200 Samen pro Baum am höchsten, während der geringste Wert von Northern Area Australia mit 5900 Samen pro Baum geliefert wurde. Kontrollierte Befruchtung: Die Durchführbarkeit der Befruchtung ist mit bis zu 95 % sehr hoch und die Sterilität beim Eintreffen des Sortiments gering. Ordentliches Saatgut konnte mit 14-21 Tagen Staubablage erworben werden. Der Samenansatz wurde im Klon TNIPT 7 mit seinem eigenen Staub erhalten. Die Staubstempelkommunikation war normal mit einem Staubschlauch, der bis zum Ende des Fruchtknotens eindrang.

Variationen im frühen Wachstum und in der Geradheit der Stämme zwischen offen bestäubten Familien von Casuarina equisetifolia in Nachkommenschaftstests der zweiten Generation [69]

In zahlreichen Gebieten in Andhra Pradesh, Puducherry und Tamil Nadu wurden ursprüngliche Aufzuchtpopulationen unter Verwendung von Herkunftsfamilien-Saatgutparzellen bemerkenswerter Herkunft und Landrassen-Saatgutparzellen angelegt. Diese Nachkommenschaftsversuche wurden in Sämlingspflanzungen umgewandelt, nachdem die zweitklassigen Familien und Völker im Hinblick auf Entwicklung, Struktur und Widerstandsfähigkeit gegen Schrumpfkrankheit und Drillmaschinenangriffe aussortiert worden waren. Drei Nachkommenschaftsversuche der zweiten Ära wurden in Tamil Nadu und Andhra Pradesh unter Verwendung von offen befruchtetem Saatgut von 207 außergewöhnlichen weiblichen Bäumen aus sieben ursprünglichen Anpflanzungen angelegt. Die Vielfalt in der Entwicklung und die Geradheit der Stämme dieser Familien im Alter von einem Jahr (Chellanchery) und zwei Jahren (TNPL und Tirupati) wurden aufgezeichnet. Zwischen den Familien und den ursprünglichen Anpflanzungen, die die Familien in jedem der drei Gebiete beisteuerten, wurden massive Kontraste in Bezug auf Höhe, Abstand und Volumen festgestellt. Die Geradheit der Stämme von Familien und Plantagen, die im ersten Jahr in Chellanchery geschätzt wurden, unterschied sich ebenfalls wesentlich. Die bewässerten Anbauflächen in Chellanchery brachten die beste Entwicklung unter den drei Gebieten mit sich, indem sie eine durchschnittliche Höhe von 5,08 m, eine Breite von 4,22 cm und ein Volumen von 103 aufwiesen, gefolgt von TNPL mit einer durchschnittlichen Höhe von 4,23 m, 3,58 cm und 73 für Höhe, Breite und Volumen im Hauptjahr. Im zweiten Jahr war die Entwicklung in TNPL stärker als in Tirupati, wo 8,9 m Höhe, 6,45 cm Breite und ein Volumen von 475 verzeichnet wurden. Familien, die von den Karunya- und Puducherry-Pflanzungen stammen, entwickelten sich schneller als andere Quellen in Chellanchery und TNPL, während diejenigen aus Rajahmundry in Tirupati am unglaublichsten waren. Die Heritabilitätsmaße für alle untersuchten Merkmale waren gering bis direkt und lagen zwischen 0,03 und 0,38. Die Zusammenhänge zwischen den Merkmalen und dem Alter für die beiden Entwicklungsqualitäten Höhe und Breite waren positiv und solide, während zwischen der Entwicklung und der Geradheit des Stammes kein Zusammenhang festgestellt wurde. Die große Vielfalt zwischen den Nachkommen der zweiten Ära und den Anpflanzungen, aus denen sie hervorgegangen sind, bietet Spielraum für Entscheidungen sowohl in die richtige als auch in die falsche Richtung. Eine zusätzliche Verkleinerung der ursprünglichen Anpflanzungen im Hinblick auf die Ergebnisse der Nachkommenschaftstests und das begrenzte Saatgutsortiment von weiblichen Bäumen mit hohem Aufzuchtwert wird den bisher anerkannten erblichen Zuwachs aus diesen Anpflanzungen verbessern. Außergewöhnliche Bäume der besten Familien könnten für die Spitzenvermehrung und die klonale Vermehrung ausgewählt werden. Da es keine ungünstige Beziehung zwischen der Entwicklung und der Geradheit des Stammes gibt, kann die Vererbung beider Qualitäten mit einem Vermehrungsbestand verbessert werden.

Studien zur Variabilität von Casuarina equisetifolia

Auswahl der Klone: [70]

106 phänotypisch vorherrschende Bäume von C. equisetifolia wurden durch eine breite Überprüfung von 3 bis 4 Jahre alten C. equisetifolia-Gütern im Ufergürtel von Tamil Nadu ausgewählt, die von der State Timberland Division (Tamil Nadu) und vertraulichen Züchtern in Chidambaram (CH), Chengalpet (CP) und Tiruchendur (TCR) gezüchtet und in der Klonbank des IFGTB gesammelt wurden. Für die Auswahl der Klone wurde die Technik der Rekordbestimmung angewandt.

Variabilität in Bezug auf die biometrischen Merkmale: [71]

Die Kronenlänge wies bei allen wesentlichen Merkmalen (absolute Höhe, DBH, CDM, Kronenlänge, Kladodenlänge, Kladodenbreite und Anzahl der wesentlichen Äste) sowohl bei den CH/CP- als auch bei den TCR-Klonen das höchste Varietätsniveau auf, gefolgt von der Breite auf Brusthöhe (DBH) oder dem Kragenabstand (CDM). Die Breite auf Brusthöhe zeigte in beiden Klongruppen ein höheres Niveau der Sorte als das Gesamtniveau. Unter den CH/CP-Klonen war der beste Klon bei der Analyse der Volumendatei um 454 % größer als der Normalwert aller Klone, und der Unterschied zwischen dem besten und dem schlimmsten Klon betrug 3192 %. Innerhalb der TCR-Klone hatte der beste Klon 308% mehr Volumenentwicklung als der ausgezeichnete Mittelwert für Volumenentwicklung und 1282% mehr Wert als der am wenigsten positionierende Klon.

Für die Variabilität verantwortliche genetische Parameter: [72]

Die Volumendatei wies den größten genotypischen Sortenkoeffizienten (GCV) auf, gefolgt von der Kronenlänge sowohl bei CH/CP- als auch bei TCR-Klonen im Alter von 8 Jahren. Messung auf Brusthöhe, Frustumvolumen und CDM verzeichneten ebenfalls höhere Qualitäten für GCV in beiden Gruppen von Klonen. Die Anzahl der essentiellen Äste gab den Basis-GCV an. Die Anzahl der wesentlichen Äste, die Kladodenlänge, die Kladodenbreite und das Gesamtniveau zeigten einen geringen Kontrast zwischen den Oberseiten des phänotypischen Koeffizienten der Sorte (PCV) und des GCV, was zeigt, dass diese Qualitäten weniger durch das Klima beeinflusst wurden. Das Gesamtniveau behielt den extremsten Anreiz für expansive Sinnheritabilität in CH/CP-Klonen, während die Kladodenlänge und die Kladodenbreite den größten Anreiz für weitreichende Sinnheritabilität (H^2) in TCR-Klonen im Alter von 8 Jahren aufwiesen. Die Volumendatei und die Kronenlänge wiesen hohe Qualitäten für eine weitreichende Vererbbarkeit auf, kombiniert mit hohen Qualitäten für GCV und Vererbungszusatz in CH/CP-Klonen. Ein hoher GCV zeigte, dass diese Qualitäten eine umfangreiche erbliche Fluktuation aufwiesen und somit eine große Chance für die Entwicklung durch Selektion boten. Level verzeichnete einen recht hohen Anreiz für die vererbte Entwicklung. Für das breite Spektrum der verschiedenen Merkmale waren die Werte der Heritabilität zwar hoch oder mäßig hoch, der GCV und die vererbbare Entwicklung waren jedoch gering. Bei den TCR-Klonen wiesen sowohl die Kladodenlänge als auch der Kladodenabstand hohe Heritabilitätswerte auf, der GCV und die Vererbungsentwicklung waren jedoch niedrig. Zu dem Zeitpunkt, als sich die Vererbbarkeit nördlich von 6 Jahren konzentrierte, wurde eine geringfügige Abnahme der Werte für das absolute Niveau im Alter von 4 und 5 Jahren in CH/CP-Klonen festgestellt. Ab dem 6. Lebensjahr wurde sie jedoch als stabil angesehen. Für die breite Palette der verschiedenen Merkmale wurde ein abnehmendes Muster bei den Aufwärtsseiten der expansiven Sinnesheritabilität festgestellt. Vergleichbar war die Reaktion bei TCR-Klonen in Bezug auf das gesamte Niveau, obwohl die Heritabilitätswerte für DBH und Volumenaufzeichnung ein steigendes Muster im Laufe der Jahre zeigten.

Assoziationsstudien: [73]

Die genotypischen Beziehungskoeffizienten waren sowohl bei den CH/CP- als auch bei den TCR-Klonen höher als die phänotypischen Beziehungskoeffizienten für einen großen Teil der Eigenschaften, was zeigt, dass die Beziehung zwischen diesen Eigenschaften erblich bedingt ist. Von den wesentlichen Merkmalen wies die Breite auf Brusthöhe in beiden Klongruppen die stärkste positive Beziehung zum Volumen auf, gefolgt von CDM. Die Kronenlänge bei den CH/CP-Klonen und die absolute Höhe bei den TCR-Klonen wiesen zusätzlich hohe Werte für den Vererbungskoeffizienten auf, wenn sie mit der Volumendatei in Beziehung standen. Solide positive Verbindungen wurden zwischen all out Ebene, DBH und CDM auf der erblichen Ebene gesehen, was zeigt, dass eine Verbesserung in einer Person könnte beeindruckende Verbesserung andere Zeichen darüber hinaus erwerben. Zu dem Zeitpunkt, an dem die Weguntersuchung durchgeführt wurde, zeigte nur die Kronenlänge einen positiven direkten Einfluss auf das Volumen in CH/CP-Klonen. Wie dem auch sei, die Länge der Kladodien, der Abstand zwischen den Kladodien und die Anzahl der Hauptäste wirkten sich über die Kronenlänge positiv aus. Bei den TCR-Klonen waren die unmittelbaren Auswirkungen der Vielzahl von vier Merkmalen auf das Volumen zwar positiv, die Kronenlänge konnte jedoch nur einen höheren Wert für sich verbuchen. Zahl der wesentlichen Zweige angewandt positive Rückhand Auswirkungen (die höher war als seine unmittelbaren Auswirkungen) auf Volumen-Datei durch diese Person. Konzentriert auf Alter Beziehungen brachte über große und positive Verbindungen für komplette Ebene, DBH, CDM, frustum Volumen und Volumen Rekord unter allen Mischungen von Alter (Alter 3 bis Fortschritt in Jahren 8) auf phänotypischen und genotypischen Ebenen in beiden CH/CP und TCR Klone. Die erblichen Verbindungskoeffizienten waren höher als die phänotypischen Verwandtschaftskoeffizienten. Allerdings wurden die größten Upsides der Verbindung zwischen Alter 7 und 8 aufgezeichnet, vererbte Beziehung Koeffizienten zwischen Alter 3 und 8 waren ebenfalls extrem hoch in Umfang (> 0,90) für jedes der Zeichen zeigt, dass die Wahl in einem frühen Alter (Alter 3) gebohrt werden könnte, um den Zusatz pro Zeiteinheit zu verstärken.

Genetische Divergenz : [74]

Unter Verwendung der D2-Erkenntnisse von Mahalanobis und der Bündelungsstrategie von Tocher wurden die CH/CP-Klone in 11 Gruppen und die TCR-Klone in sieben Gruppen zusammengefasst. Von den verschiedenen Merkmalen trug die Volumenaufzeichnung am meisten zu den vererbbaren Unterschieden bei. In Anbetracht der Abstände zwischen den Trauben und innerhalb der Trauben werden die männlichen Klone CH 3004, CH 0401, CP 0207, CP 3903, CH 2604 und CP 1501 sowie die weiblichen Klone CH 2703, CH 2803, CP 3703, CP 0301 und CH 3002 für weitere Vermehrungsprogramme aus der CH/CP-Traube vorgeschlagen. Aus der TCR-Klongruppe werden TCR 110202, TCR 090201 und TCR 030101 (männlich) und die weiblichen Klone TCR 040204, TCR 120102, TCR 080201, TCR 120203 und TCR 090102 vorgeschlagen.

Prüfung der Standfestigkeit über Entwicklungsperioden: In der CH/CP-Gruppe erwiesen sich CP 4202, CH 3002, CH 2803 und CP 3903 als die stabilsten Klone (nördlich von fünf Entwicklungsperioden) in Bezug auf das Gesamtniveau. Die Klone CP 0207, CP 3903 und CH 0401 wiesen sowohl für das Fruchtfleischvolumen als auch für die Volumenliste Beständigkeit auf. Zwei Klone (CH 3004 und CH 2703), die phänomenale Entwicklungsqualitäten aufwiesen, konnten keine idealen Qualitäten für Sicherheitsgrenzen aufweisen. Von den 15 besseren TCR-Klonen mit einem höheren als dem All-Out-Niveau wurden 10 als außergewöhnlich stabil über die Entwicklungszeiträume angesehen. Ausgewählte Klone erwiesen sich auch bei DBH (7), CDM (9) und Stammumfang (10) als stabil. Die Klone TCR 060101, TCR 030202 und TCR 030101 zeigten eine hohe Stärke für jedes der vier Attribute. Keiner der Klone wurde als geeignet für Druck oder große Entwicklungsstadien angesehen.

Bewertung der Klone anhand der Punktbewertungsmethode: [75]

Die überwiegende Mehrheit der Klone in der CH/CP-Gruppe (etwa 80 %) entwickelte sich praktisch gerade und senkrecht und hatte nur wenige Anhängsel. Bei den TCR-Klonen hatten 37 % der Klone extrem verzogene Stämme und etwa 50 % dicke Äste. Bei der Betrachtung von Geradheit, Vertikalität und Astdicke wurden jeweils 20 Klone aus den beiden Gruppen (61 bzw. 47 %) als geeignet für die Maischebildung angesehen. Rund 67 % der CH/CP-Klone und 30 % der TCR-Klone wurden als ideal für die Agroforstwirtschaft (Wide-column intercropping) angesehen. Im Hinblick auf die Stammgeradheit und den Pivot-Fleiß wurden 61 und 13 Prozent der Klone aus den CH/CP- und TCR-Trauben separat als Plattform anerkannt. Achtzehn CH/CP-Klone erwiesen sich als frei von Störungen/Krankheiten, während praktisch alle TCR-Klone als unempfindlich gegenüber einer (oder einer Mischung) der bedeutenden Irritationen/Mikroben angesehen wurden. Die Etablierungsrate war bei CH/CP- und TCR-Klonen insgesamt zufriedenstellend.

Anpassungsfähige Variationen in wilden und eingebürgerten genetischen Ressourcen von Casuarina equisetifolia, Verknüpfung von Zuchtsystemen, Fortpflanzung und Domestikation

Wilde, ausgefallene und benachbarte Landrassen von Casuarina equisetifolia in Dschungelgebieten haben enorme intraexplizite Unterschiede hinsichtlich Vermehrung, Morphologie und Entwicklung aufgedeckt. Die benachbarten Landrassen von Casuarina equisetifolia entwickelten sich früh und waren im Gegensatz zu ihren sich bescheiden wiederholenden, sich spät entwickelnden Herkunftsfamilienmitgliedern konzeptionell produktiv. Um enorme Mengen an wertvollem Saatgut zu erhalten, könnte der Versand von ertragreichen Nachbarschaftsbestimmungen eine äußerst praktikable Technik sein. Klonale Saatgutplantagen können im ersten Jahr mit sich spät entwickelnden Provenienzen bepflanzt werden und im zweiten oder dritten Jahr können früh entwickelnde benachbarte Landrassen für eine bemerkenswerte Durchmischung verwendet werden. Eine an sechs Provenienzen durchgeführte Untersuchung zeigte, dass sich das sexuelle Gleichgewicht und der Grad der Monözität bei Versuchen an der Küste und im Binnenland nicht wesentlich veränderten. Da die Zweigeschlechtlichkeit eine wichtige sexuelle Rahmenbedingung ist, ist die Bewertung der Konsolidierungsfähigkeit bei der männlichen Auswahl von zwingender Bedeutung und von hohem erblichem Wert für zukünftige Ausbildungsprogramme. Die Kommunikation zwischen Staubstempeln ist insofern ungewöhnlich, als in Wahrheit nicht viele Staubblätter den Durchgang erreichen und ihre Entwicklung extrem langsam ist. Außerdem ist die Ausbreitung der Staubröhre außergewöhnlich normal. Einhäusige Völker produzieren eine vernünftige Nachkommenschaft, wenn sie sich selbst vermehren, aber sie zeigen keine morphologischen Anzeichen, die mit Inzuchtkummer verbunden sind. Im Gegensatz zu Standardtypen könnten die wesentlich kürzeren männlichen Blütenstände als morphologischer Marker verwendet werden. Darüber hinaus könnten subjektive konzeptionelle Attribute, wie z. B. die Farbe, Form und Gestaltung der Dolden, als Marker für Hybridisierungsprogramme zwischen verschiedenen Herkünften dienen.

Ergebnisse von Züchtungsprogrammen [76]

Obwohl das Aufzuchtsystem die Auswahl und Lieferung von Saatgut aus SSOs ab dem fünften Jahr empfahl (z. B. nach der Hauptabnahme im vierten Jahr), wurde die Lieferung von Saatgut bis zum achten Jahr zugelassen, um eine ausreichende Blüte und Durchmischung in den Anpflanzungen zu erreichen. Die Blüte in den regulären Provenienzen, insbesondere in denen aus Südostasien, war bis zum sechsten Jahr sehr gering, während in den indischen Landrassen-Saatparzellen eine starke Blüte stattfand. Da diese Provenienzen sowohl an der Küste als auch im Landesinneren zu den besten gehören, wird das geringe Regenerationsergebnis dieser Provenienzen die Vererbung beeinflussen, die bei den Nachkommen der SSO anerkannt werden kann. Tests der Erbanlagen mit Samen, die von SSO im Alter von vier Jahren gesammelt wurden, ergaben, dass sie im Vergleich zu normalem Saatgut (Thailand) und CSO-Saatgut der indischen Landrasse nicht völlig einzigartig waren. Im Alter von etwa sechs Jahren war der allgemeine Anteil blühender Bäume auf mehr als 80 % angewachsen, insbesondere bei den außergewöhnlichen Herkünften wie Thailand, Malaysia und PNG. Ab dem achten Jahr (2006) nach Beginn des Vermehrungsprogramms wurde mit der Lieferung von Geschäftssamen begonnen. Zwischen den Jahren 2006 und 2009 wurden mehr als 100 kg Saatgut von den Plantagen der beiden Arten geerntet und etwa 90 % davon an verschiedene Kundengruppen geliefert. Etwa 33 % des bereitgestellten Saatguts stammte von C. equisetifolia und der Rest von C. junghuhniana. Da sowohl die Keimrate als auch die Keimfähigkeit von C. junghuhniana weitaus höher sind als die von C. equisetifolia, könnte das zur Verfügung gestellte Saatgut für die Etablierung in einem Mehrfachen der Region reichen. Es wird erwartet, dass weitere Untersuchungen die Saatgutbildung in C. equisetifolia-Pflanzungen und die Keimung der Samen erhöhen werden. Bis zu dem Zeitpunkt, an dem bessere Anpflanzungs- und Baumschulverfahren zur Verfügung stehen, könnte der Saatgutbedarf durch die Anlage zusätzlicher Anpflanzungen und klonale Vermehrung gedeckt werden. Im Großen und Ganzen wurde das Saatgut für einen bestimmten Standort von einer Plantage geliefert, die sich an einem Standort befindet, der in Bezug auf Bodenart, Niederschlag und Entfernung zur Meeresküste vergleichbar ist. Die Entwicklung der Nachkommen der Plantage war in allen Etablierungsorten besser als die der unveränderten Saatgutpartie in der Nachbarschaft. An dem Standort an der Strandpromenade wiesen die Nachkommen der C. equisetifolia-Plantage im Alter von 3 Jahren eine um die Hälfte höhere Volumenentwicklung auf als die unveränderte C. equisetifolia. Ebenso lieferte die C. junghuhniana-Plantagen-Nachzucht im Alter von 5 Jahren eine mehr als doppelt so hohe Volumenentwicklung wie die benachbarte C. equisetifolia-Nachzucht. Eine um mindestens 20 % bessere Entwicklung wurde in Ranches mit niedrigem Informationsgehalt erzielt, die unter Regenwetterbedingungen aufgezogen wurden.

BAUMPHYSIOLOGIE [77]

Photosynthese und Anpassung an Trockenheit bei Casuarina equisetifolia

Zehn Keimlinge von C. equisetifolia, die in der Vorstufe von Puducherry gepflanzt wurden, wurden biochemischen Untersuchungen unterzogen. Keimlinge aus der Northern Domain (Australien), den Solomon-Inseln und Papua-Neuguinea, Orissa (Indien), South Arcot (Indien) und China wiesen im Gegensatz zu denen aus Guam, Fidschi und Ägypten höhere Photosynthesegeschwindigkeiten (CO_2-Besessenheit) auf. Diese Sämlinge wiesen zudem einen hohen Blattstickstoffgehalt und eine hohe Nitratreduktase-Aktivität auf. Diese Ergebnisse ließen sich mit den im Vorfeld erhaltenen Entwicklungsinformationen vorhersagen. Die physiologisch unübertroffenen Anbauflächen in Orissa und der nördlichen Region (Australien) wiesen eine höhere Höhen- und Breitenentwicklung auf als der Rest der versuchten Anbauflächen. Zusätzlich besaßen sie fast zweimal so viel Prolin und Superoxiddismutase im Vergleich zu den anderen Parzellen im Vorversuch, was darauf hindeutet, dass diese besser an trockene Bedingungen angepasst sind als der Rest. Solche physiologischen und biochemischen Grenzen können für die frühe Auswahl von Provenienzen und Klonen für die Verbreitung und weitere Verbesserung hilfreich sein.

Gasaustauschmerkmale bei Casuarina-Klonen

33 Klone von C. equisetifolia, die aus dem Gebiet Chidambaram/Chengalpet (CH/CP) in Tamil Nadu ausgewählt und in der Klonbank des IFGTB aufbewahrt wurden, wurden im Alter von 4 Jahren physiologischen Untersuchungen unterzogen. Bei 33 Casuarina-Klonen wurde eine signifikante Vielfalt an physiologischen Grenzen festgestellt, die an die WUE erinnern. Sieben Klone, die eine gute Entwicklungsleistung in Verbindung mit positiven physiologischen Eigenschaften wie hoher Photosynthese, Carboxylierungsproduktivität und Wassernutzungseffizienz aufwiesen, wurden als geeignet für die Etablierung in trockenheitsgefährdeten Gebieten eingestuft. Sie könnten als mögliche Möglichkeit für einzigartige klonale Saatgutplantagen zur Erzeugung von Qualitätssaatgut genutzt werden.

BIOCHEMISTRIE von Casurina equisetifolia [78]

Biochemisches markergestütztes Screening von Casuarina equisetifolia-Klonen auf Salztoleranz

Es wurden Tests durchgeführt, um vernünftige biochemische Grenzen als Marker zu erkennen, die das Screening von Klonen von C. equisetifolia im Baumschulstadium auf Salzresistenz ermöglichen. Die Salzabnahme an 25 etablierten Klonen von C.

equisetifolia wurde unter Verwendung der Hoagland-Anlage als Entwicklungsmedium unter kontrollierten Bedingungen in der Baumschule durchgeführt. Nach Ablauf von 90 Tagen wurden die Klone aufgrund ihrer Widerstandsfähigkeit in 4 Gruppen eingeteilt: offen (bis zu 250 mM), mittelmäßig empfindlich (bis zu 200 mM), weniger empfindlich (bis zu 150 mM) und empfindlich (bis zu 100 mM). Biochemische Untersuchungen auf lösliche Proteine, Phenole, Prolin, Peroxidase, Ascorbinsäure, Chlorophyll a, Chlorophyll b, komplettes Chlorophyll, Anthocyanin, Anthocyanin: Chlorophyll, Wurzel- und Sprossnatrium und Wurzel- und Sprosskaliumpartikel wurden in den Klonen bei Salzwassereinwirkung durchgeführt. Physiologische Grenzen, zum Beispiel, Filmverletzungsliste, relativer Wassergehalt, Chlorophyllsicherheitssatz und morphometrische Grenzen wurden ebenfalls untersucht. Grenzwerte für die biochemischen Grenzen wurden ebenfalls unterschieden, um die salzoffenen und empfindlichen Klone zu charakterisieren. Die Überprüfung der Ergebnisse an einer anderen Anordnung von Klonen ergab, dass Prolin die Klone effektiv auf die Hälfte, Protein auf den Grad von 60 % und sowohl Phenol als auch Phenol + Protein auf die Größe von 80 % reduzierte. Biochemische Marker könnten für das Screening von C. equisetifolia-Klonen im Baumschulstadium auf Salzwasserresistenz verwendet werden, um das Casuarina-Verbesserungsprogramm zu unterstützen. Es können geeignete Klone für günstige Regionen und riskante Standorte vorgeschlagen werden.

Screening auf Salzgehaltstoleranz bei Casuarina equisetifolia-Klonen unter Laborbedingungen

Vier salzresistente Klone von C. equisetifolia (CH-03-02, TCR-11-02-02, TCR-02-01-01 und TCR-08-01-02) und zwei salzempfindliche Klone (TCR-08-02-01 und TCR-03-01-06) wurden in einem Tank-Farming-System dem Salzdruck ausgesetzt. Einer der Klone, nämlich TCR 11-2-2, hielt 340 mM (2 %) NaCl-Stress für eine Zeit von 30 Tagen in einem Tank-Farming-Rahmen aus, während die anderen es nicht schafften, über 8 Tage hinauszukommen. Proteinprofilkonzentrate, die bei diesem Klon erstellt wurden, zeigten die Ansammlung eines 41-kDa-Polypeptids am vierten Tag nach dem Salzdruck. Der Entzug der Salzbelastung am achtzehnten Tag führte zu einer schnellen Abnahme der Spiegel dieses Polypeptids. In einer weiteren isolierten Studie wurden 84 Klone von C. equisetifolia auf ihre Salzdruckreaktion unter langsam ansteigenden Natriumchlorid-Konvergenzen von 50 mM bis 550 mM in Hoagland's Antwort untersucht, und es wurden hochgradig aufgeschlossene (TNIPT-4, TNKBM-407, APKKD-10, APVSP-14 und TNMT-2) und empfindliche Klone (PYN, JKCE-8, APVJM-33, TNPP-4, TNVM-3 und TNPV-2) unterschieden. Die unterschiedenen Klone könnten für das Verständnis der atomaren Voraussetzungen der Salzresistenz und die Weiterentwicklung von auf Zugehörigkeit basierenden subatomaren

Markeransätzen bei C. equisetifolia verwendet werden. Die ausgewählten nachsichtigen Klone könnten ebenfalls für weitere Tests in überschwemmten und salzhaltigen Gebieten am Ufer in Frage kommen. Die Natriumbestimmung in den Wurzeln und Zweigen dieser Klone ergab, dass die Natriumansammlung in den Wurzeln oder Sprossen nicht mit der Salzresistenz in Verbindung gebracht werden kann. Wie dem auch sei, das Verhältnis von Natrium in den Sprossen zu den Wurzeln konnte ermittelt werden. Während die empfindlichsten Klone ein [Na+]-Verhältnis zwischen Spross und Wurzel von 1,58 ± 0,27 aufwiesen, lag es bei den aufgeschlossenen Klonen bei 0,88 ± 0,11, was zeigt, dass das Natriumverhältnis zwischen Spross und Wurzel als einer der Marker für das Screening salzresistenter Casuarina-Klone angesehen werden kann. Prolin trägt zur Aufrechterhaltung der primären Ehrlichkeit und der osmotischen Eigenschaften der Zelle in verschiedenen Zellkompartimenten bei. Die Auswirkungen der momentanen Salzbelastung auf die Entwicklung und den Prolin-Gehalt in den kraftlosesten (PYN) und den nachsichtigsten (TNIPT4) C. equisetifolia-Klonen wurden untersucht. 90 Tage alte Rameten dieser Klone, die unter Glashausbedingungen gehalten wurden, wurden über einen Zeitraum von 4 Monaten konstanten NaCl-Schwerpunkten von 50 mM bis 650 mM ausgesetzt. Die Klone zeigten auffällige Nebenwirkungen wie Vergilbung und Abhängen der Zweige bei 300 mM NaCl und Versengen bei 500 mM für PYN und bei 600 mM für TNIPT4. Es wurde ebenfalls festgestellt, dass PYN keine Salzkonzentration über 550 mM ertragen konnte, während TNIPT4 die Möglichkeit hatte, Salzfixierungen bis zu 650 mM zu ertragen. Die Anzahl der Verzweigungen nahm mit steigenden NaCl-Konzentrationen bei PYN bis zu 200 mM und bei TNIPT4 bis zu 500 mM deutlich zu, danach verringerte sie sich nach und nach. Die Prolinmenge nahm mit steigendem NaCl-Fokus bis zu 450 mM dynamisch zu, danach sank sie. Klon TNIPT4 zeigte bei 450 mM Salzkonzentration eine höhere Prolinsammlung im Vergleich zu Klon PYN. Diese Ergebnisse zeigen, dass die Salzresistenz von C. equisetifolia durch eine schnellere und höhere Prolinsammlung in Anbetracht des erhöhten Na+-Fokus in den Telefonen bedingt sein könnte. Eine Anpassung der Artikulation von Qualitäten, die den Prolinabbau kontrollieren, könnte daher die Widerstandsfähigkeit dieser Art gegenüber Salz erhöhen.

Unterschiedliche Ausprägung von biochemischen Stoffen in Abhängigkeit vom Jugendlichkeitsgrad und Geschlecht bei Casuarina equisetifolia

Biochemische/physikalische Untersuchungen wurden durchgeführt, um die Gewebequalitäten zwischen dem jugendlichen und dem ausgewachsenen Gewebe von Casuarina equisetifolia zu verstehen. Phylloclad-Stecklinge, die aus vier verschiedenen Positionen (Position 1 bis 4, siehe 4.3) von 9 Jahre alten männlichen, weiblichen und einhäusigen Bäumen entnommen wurden, wurden biochemischen

Untersuchungen unterzogen, einschließlich des absoluten Phenolgehalts, der Peroxidasebewegung, des Gesamtchlorophylls, des Gesamtgehalts an unraffiniertem Protein und des DNA-Gehalts. Der absolute Phenolgehalt und die Peroxidasebewegung zeigten ein ansteigendes Muster, wenn die Gewebe von der unteren zur oberen Position untersucht wurden (7,43 mg g-1 bis 14,30 mg g-1 und 27,35 chemische Einheiten (mg Protein)- 1 bis 39.31 chemischen Einheiten (mg Protein)- 1), während Chlorophylle, alle groben Proteine und der DNA-Gehalt ein abnehmendes Muster aufwiesen (3,95 mg g-1 bis 2,85 mg g-1, 37,05 mg g-1 bis 33,99 mg g-1 und 354,09 mg g-1 bis 292,59 mg g-1). Der Grad der Unreife spielt eine wichtige Rolle bei der effektiven klonalen Vermehrung dieser Spezies, und diese biochemischen Stoffe können als Zeichen der Jugend verwendet werden. Unter den verschiedenen physischen Grenzen verschoben sich die Substanzbreite und die Dicke des Phloemgewebes zwischen den Stammstecklingen aus den vier Positionen. Große Kontraste zwischen den männlichen, weiblichen und einhäusigen Bäumen wurden in Bezug auf vollständige Phenole, Chlorophylle, Peroxidase-Bewegung, absolute unraffinierte Proteine und DNA-Gehalt festgestellt. Männliche Bäume wiesen höhere Chlorophyll- und Peroxidase-Werte auf, während die einhäusigen Bäume im Vergleich zu den anderen Geschlechtern mehr Phenole und Proteine aufwiesen. Der DNA-Gehalt war bei den weiblichen Bäumen höher. Was die physikalischen Untersuchungen betrifft, so unterschieden sich (a) die Breite des Kerns, (b) die Messung der Fläche zwischen Substanz und Phloem, (c) die Breite, die Größe, die Rundheit und der relative Anteil der Xylemgefäße im Wesentlichen zwischen den männlichen, weiblichen und einhäusigen Bäumen.

Holzmerkmale von Casuarina equisetifolia

Provenienzen Da Casuarina-Holz für seine physikalischen (z. B. Pfosten und Brennholz) und seine Maischeeigenschaften verwendet wird, sollte für diese verschiedenen Endverwendungen eine separate Auswahl getroffen werden. Bei der Holzdicke und anderen Holzeigenschaften von Casuarina equsietifolia wurden enorme Herkunftsunterschiede festgestellt. In Sadivayal (Tamil Nadu) reichte die Holzdicke von sieben Herkünften von 0,59 bis 0,71 g/cc. Die australische Provenienz Seventeen Seventy wies die bemerkenswerteste und die indische Saatgutpartie South Arcot die geringste Holzdicke auf. Darüber hinaus unterschieden sich die Faserqualitäten wie die Breite des Faserlumens und die Dicke der doppelten Faserwand zwischen den untersuchten Provenienzen erheblich. In Puducherry schwankte die Holzdicke von Casuarina equisetifolia-Sämlingen im Alter von fünf Jahren zwischen 0,66 und 0,8 g/cc (Mittelwert=0,71). Innerhalb einer Population wurde ebenfalls eine beeindruckende Vielfalt von Baum zu Baum festgestellt. Das Saatgut von Northern Domain (Australien) hat eine wesentlich höhere Holzdicke (0,8 g/cc) als der Rest der Saatgutpartien. Die geringste Holzdicke wiesen die Sämlinge aus Sarawak, Malaysia (0,66 g/cc), Thailand und China (0,68 g/cc) auf. Die nahe gelegene Saatgutpartie aus South Arcot wies eine mittlere Dicke von 0,7 auf, die mit der mittleren Dicke der 10 untersuchten Provenienzen vergleichbar ist. Diese Ergebnisse zeigen, dass die richtigen Provenienzen für Festigkeit und Maischeeigenschaften ausgewählt werden können.

Variation der Holzeigenschaften bei ausgewählten Klonen von Casuarina equisetifolia für die Zellstoff- und Papierherstellung

Die Vielfalt der holzphysikalischen (spezifisches Gewicht), physikalischen (Faser-, Gefäß- und Balkenmorphologie) und stofflichen (Zellulose- und Ligninanteil) Eigenschaften von 46 Casuarina equisetifolia-Klonen aus dem Gebiet von Karur, Tamil Nadu, wurde untersucht, um ihre Eignung für die Herstellung von Maische und Papier zu ermitteln. Die Untersuchung der Holzeigenschaften wurde in der Abteilung für Holzkunde des Kerala Agrarian College in Thrissur durchgeführt. Querplatten, die sich auf jeden Klon bezogen und von der Basis der Knüppel gesammelt wurden, wurden vollständig auf bescheidenere Exemplare umgestellt, um die physikalischen, synthetischen und physikalischen Eigenschaften des Holzes zu untersuchen. Es wurde eine Vergleichsprüfung durchgeführt, um die entombare und intraklonale Vielfalt der Klone zu ermitteln. Jede der physischen und physikalischen Eigenschaften, abgesehen von der Faserlumenbreite, dem Runkelanteil, dem Unbiegekoeffizienten, dem Anpassungsfähigkeitskoeffizienten und dem Formfaktor, zeigte massive Unterschiede zwischen den Klonen. Innerhalb der Klone gab es ebenfalls große Unterschiede bei allen physikalischen und physischen Eigenschaften, mit Ausnahme des spezifischen Gewichts (Broiler trocken). Um die Eignung der Klone für die Maische- und Papierherstellung zu untersuchen, wurden das Gewicht (trocken), die Faserlänge, der Runkelanteil, der Formfaktor, der Schlankheitsanteil, der Anpassungskoeffizient, der Unbiegekoeffizient sowie der Zellulose- und Ligningehalt berücksichtigt. Unter diesen wurden Faserlänge, Schlankheitsanteil, Anpassungsfähigkeitskoeffizient, Formvariable und Zellulose- und Ligningehalt der Klone als innerhalb der OK-Reichweite für die Maische- und Papierherstellung angesehen. Zur Auswahl der besten Klone, die für die Maische- und Papierherstellung geeignet sind, wurden die Klone zu vier Gruppen zusammengefasst, indem eine fortschreitende Gruppenprüfung auf der Grundlage aller physischen, physikalischen, stofflichen und entwicklungsspezifischen Grenzen durchgeführt wurde. Gruppe 4 (ein Klon) und Traube 2 (11 Klone) wurden im Gegensatz zu anderen Gruppen als besser für die Maische- und Papierherstellung angesehen.

NEUE REKORDE [79]

Studien zur sexuellen Variation bei Klonen von Casuarina equisetifolia

Drei- bis vierjährige Ranches in Chengalpet und Chidambaram in Tamil Nadu wurden besichtigt und die vorherrschenden Bäume wurden ausgewählt und unter Verwendung der Kladoden geklont. Die Rämme dieser Klone, die eindeutig als männlich, weiblich und einhäusig erkannt wurden, wurden in der Klonbank des IFGTB zur Auswahl und Aufzucht im Jahr 1992 ausgelegt. Die Wahrnehmungen zu verschiedenen biometrischen und physiologischen Grenzen wurden in monatlichen Zeitabständen aufgezeichnet. Die während der langen Zeitspanne von September 1997 und Walk 1998 aufgezeichneten Wahrnehmungen über das Blühverhalten der Klone zeugten von Fortschritten in der Geschlechtsartikulation bei dieser Art.

Konstante Männer machten 59 %, konstante Frauen 26 % und konsequente einhäusige Menschen 4 % der Population aus. Sechs Klone (11 % der Population) änderten ihr Geschlecht auf unterschiedliche Weise. Vier Klone, nämlich CHCE 1003, CHCE 2903, CPCE 0109 und CPCE 3702 waren ursprünglich weiblich und änderten ihr Geschlecht in bisexuell. Die Klone CHCE 0401 und CPCE 3501 waren zunächst männlich und wandelten sich in einhäusige Pflanzen um, indem sie etwa fünf Jahre nach der Präsentation weibliche Zapfen lieferten.

Es wurden Studien begonnen, um diese ungewöhnliche Besonderheit auf biochemischer Ebene zu ergründen. Die Proteinprofile der kapriziösen Völker wurden mit denen der beständigen Kerle, der beständigen Weibchen und der einhäusigen Völker während der Blütezeit verglichen. Weitere Untersuchungen wurden während der Nichtblütezeit durchgeführt, um ebenfalls auf Unterschiede im Proteingehalt zu testen. Der gesamte Rohproteingehalt wurde während der Blütezeit (Januar bis Frühjahr) und der blütenlosen Zeit (Juli bis August) im Jahr 2000 aufgeschlüsselt. Es zeigte sich, dass sich die beiden Pflanzenarten, nämlich die Konstanten und die Inkonstanten, in Bezug auf ihren Proteingehalt erstaunlich stark unterschieden.

Der Proteingehalt lag in der Nichtblütezeit bei 9,62 und 8,68 mg/g neues Gewebe bei Männchen und Weibchen, die sich während der Blütezeit radikal auf 39,4 und 32,0 mg/g neues Gewebe erhöhten (ein Anstieg um fast 4 Prozent gegenüber den zugrunde liegenden Qualitäten). Bei einhäusigen Völkern war der Proteingehalt während der Blütezeit fast höher, aber die Unterschiede im Proteingehalt zwischen der blühenden und der nicht blühenden Jahreszeit waren gering.

Bei den Unbeständigen gab es eine wunderbare Veränderung des Proteingehalts. Während der Blüte zeigten die männlichen Pflanzen, die ihr Geschlecht zu kapriziösen Völkern wechselten, eine 15-fache Zunahme des Proteingehalts im Vergleich zur nicht blühenden Jahreszeit, während die weiblichen Pflanzen, die zu Inkonstanten wechselten, eine 10-fache Zunahme zeigten. Ein Rückgang des Proteingehalts wurde bei den veränderten Pflanzen im Vergleich zu den konsequenten Menschen zur Stunde der Blüte beobachtet. Dennoch war das Tempo der Expansion des Proteingehalts in den Transformanten während der Blütezeit dreimal so hoch wie bei den typischen Pflanzen. Dies könnte auf die Umstellung der Geschlechtsgliederung in den Transformanten von einer männlichen oder weiblichen zu einer einhäusigen Pflanze zurückzuführen sein, von der erwartet wird, dass sie weiterhin weibliche oder männliche Blütenstände hervorbringt.

Die wichtigste äußere Auswirkung war die ununterbrochene Unterstützung der Pflanzen. Es könnte jedoch darauf hingewiesen werden, dass trotz der Tatsache, dass alle Klone als Stützpflanzen für die Schaffung von Beständen aufrechterhalten wurden, nur 11 % der Population eine Geschlechtsänderung zeigten, die als inkonstant bezeichnet wurde, was eine transformative Bedeutung haben könnte. Das Wohlergehen der Pflanzen und die Sukzessionsphase des Bestandes sollten zusammen mit der Zuteilung der Bestände betrachtet werden, um die allgemeinen Instrumente der Geschlechtsumwandlung zu verstehen.

Ein neuer Beleg für eine abnorme Phylloclad-Veränderung bei Casuarina equisetifolia

Bei Casuarina equisetifolia wurden phänotypische Variationen in Bezug auf die Kronenform, die Zweigspitze, die Phylloclad-Länge, die Größe und den Zustand der Infruktuszenz sowie die Samenmorphologie im gesamten Verbreitungsgebiet in Indien festgestellt. Die Unregelmäßigkeit in der Phyllokade dieser Art wurde durch IFGTB erklärt. Im Rahmen des Baumverbesserungsprogramms des Establishment of Timberland Hereditary qualities and Tree Rearing, Coimbatore, wurden Klone, die sich durch eine hohe Leistungsfähigkeit auszeichnen, in einem sodischen Gebiet in Tamil Nadu getestet. Von den 87 Klonen, die in Replikationen getestet wurden, wies ein Klon eine ungewöhnliche Phylloclad-Veränderung gegen Ende eines Jahres auf. Die Phyllokade, die eigentlich tonnenförmig sein sollte, öffnete sich wie ein Handfächer. Die Breite in der Mitte der Anpassung stieg von 2,5 auf 7,0 cm und der mittlere Abstand in der Breite von 1,79 auf 3,47 mm, was etwa dem 3-6fachen der üblichen Schätzungen entspricht.

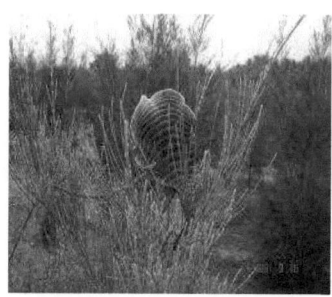

Die Länge des Musters schwankte zwischen 4,6 und 12,8 cm. In dem Klon gab es sechs solcher veränderten Phyllokaden. Derartige Wahrnehmungen wurden bisher noch nicht registriert, und es gibt auch keine Berichte über ähnliche Erscheinungen in verschiedenen Klonen nach diesem Ereignis. Die Erklärungen für diese Anomalie sollten erforscht werden. Es ist sehr gut möglich, dass sie auf physiologischen Druck in der Pflanze zurückzuführen ist.

Kommerzielle Anwendungen:

- C. equisetifolia wird im Wesentlichen in Küstengebieten angebaut, um Brennholz zu liefern, Sicherheit gegen sich bewegende Hügelketten und starke Winde zu bieten und darüber hinaus als stabile Grundlage für die Landwirtschaft zu dienen [80,81].
- In Südindien wird C. equisetifolia nur im Rahmen der Agroforstwirtschaft genutzt. Das Brei-Material dieser Baumart wird in der Papierindustrie breit eingesetzt.
- Verschiedene Teile der Baumpflanze wie Wurzel, Rinde und Knolle, die starke phytochemische Bestandteile enthalten, werden als Abfallmaterial beiseite gelegt und von den Menschen in der Umgebung als Brennstoff verwendet[80,81].
- In Florida werden sie als Hartholz, Faserholz und Tannin verwendet, und die reichlich vorhandenen Jungtiere dienen als Aasquelle für Ochsen.
- In Australien fressen die Stiere die Jungtiere sofort auf, da sie als gerbstoffreich, adstringierend und verstopfend empfunden werden.
- Die Pflanze ist reich an Tannin und wird zum Ausbessern von Krokodilhäuten und zum Schutz von Angelschnüren verwendet.

- Die Stämme lassen sich nur schwer sägen; sie ergeben unförmiges Schnittholz mit geringem Marktwert [82].
- In Puerto Rico wird das Holz vor allem für Mauerpfosten und Schächte, unschöne Nebengebäude und andere Konstruktionen verwendet.
- In Afrika und Indien wird es für Säulen und Pfosten, Anlegestellen, Pfähle, Paddel, Stangen und Minenstützen verwendet. Die Samoaner haben das Holz zu Lanzen und Kriegskeulen verarbeitet [83].
- Es ist stark in Salzwasser, das Holz ist völlig anfällig für trockene Holztermiten und nicht beständig im Boden [83].
- Es wird im Allgemeinen in China und Indien als Anzündholz verwendet. Es hat einen Heizwert von 4.950 cals, 8.910 Btu und wird als "das beste Anzündholz der Welt"[83] bezeichnet.
- Da die Pflanze besonders unempfindlich gegen Austrocknung und Versalzung ist, haben zahlreiche Länder wie China, Senegal und Ägypten sie in Aufforstungsprojekte aufgenommen. Das Ziel der Errichtung dieser Bäume als Windschutz ist es, die Windgeschwindigkeit, das Verschwinden und die Windzerstörung zu verringern, um Erträge und Häuser zu schützen und die Entwicklung von Sandaufwürfen zu kontrollieren. Nachdem die Bäume ihre endgültige Größe und Entwicklung erreicht haben, kann das Holz genutzt werden [84].
- In China ist es üblich, Casuarina zu pflanzen, wenn ein Feld aufgrund von Überbepflanzung unfruchtbar geworden ist. Dies verschafft dem Feld die wirklich notwendige Ruhe, stellt die Reife aufgrund der Fähigkeit der Pflanze, klimatisch bedingten Stickstoff zu binden, wieder her und liefert bei der Reife einen Geldertrag an besonders gut verkäuflichem Anzündholz.
- Florida, Somalia, Vietnam und andere Länder haben Projekte zur Wiederaufforstung riesiger Dünenabschnitte am Wasser ins Leben gerufen [83].
- In Indien wird Kasuarinenmaische für die Papierherstellung verwendet, zusammen mit einigen langfaserigen Maischen, z. B. Bambus zum Mischen für die Papierherstellung auf schnell laufenden Maschinen [85].

- Casuarinas sind aufgrund ihrer Fähigkeit, Stickstoff zu binden, eine großartige Möglichkeit für Biomasse-Energieerzeuger, aber auch für die Herstellung von Maische und anderen modernen Produkten[85].

- Ein paar kleinere Verwendungszwecke sind die Verwendung von Holzabfällen zur Herstellung von Reinigungsmitteln und die Gewinnung von Farbe aus der Rinde [82].

MATERIALIEN UND METHODEN

Chemikalien

GM-Sulfat, das monetär als Epigent (80 mg/2 ml Ampullen) erhältlich ist, wurde von der Egyptian Global Drug Ventures Co. (EIPICO, zehnter Teil von Ramadan City, Ägypten) zur Verfügung gestellt. 2,2-Diphenyl-1-picrylyhydrazylhydrat (DPPH) wurde von Sigma Aldrich (St. Louis, MO) erworben. Alle übrigen in dieser Studie verwendeten synthetischen Stoffe waren von unverfälschter wissenschaftlicher Qualität.

Herstellung des Extrakts

Tests von Casuarina equisetifolia wurden von der El-Orman Nursery, Service of Horticulture, Ägypten, gekauft. Die getrockneten Blätter von Casuarina equisetifolia (2 kg) wurden fein pulverisiert und durch Mazeration bei Raumtemperatur mit 100 % Methanol umfassend entfernt. Das grobe methanolische Extrakt wurde unter vermindertem Druck zur Trockne verdampft. Der Vorgang des Einweichens und Verschwindens wurde bis zur Erschöpfung des Pflanzenpulvers wiederholt, und danach wurden die Anhäufungen konsolidiert und gewogen.

Phytochemisches Screening der Extrakte

Starter phytochemische Auswertung für Alkaloide, Steroide, Kohlenhydrate, Gerbstoffe, feste Öle, Proteine, Triterpenoide, Deoxysugar, Flavonoid, cyanogenetische und Cumarin-Glykoside auf dem Konzentrat abgeschlossen, wie durch die Systeme von Khandelwal angegeben [86].

Abtrennung und Quantifizierung von Phenolverbindungen

Für die HPLC-Untersuchung wurde ein Agilent Advances 1200 Series Detachments Module (GmbH, Deutschland) mit G1322A Vacuum Degasser, G1311A Quaternary Siphon, G1314B Variable Frequency Finder (SL), G1328B Manual Injector und G1316A Thermostatted Segment Compartment verwendet.

Das Konzentrat wurde bei 35°C auf einer gegenüberliegenden HPLC-Stufe isoliert, Pro 5 µm C18 Abschnitt mit Aspekten 250 × 4,6 mm, Identifizierung bei 280 nm. Als vielseitige Stufe wurde eine Neigung von A (CH3COOH 2,5%), B (CH3COOH 8%) und C (Acetonitril) verwendet. Die beste Abtrennung wurde mit der folgenden Neigung erzielt: bei 0 min 5% B; bei 20 min 10% B. Die Geschwindigkeit des Lösestroms betrug 1 m/min. Das infundierte Volumen betrug 20 µl. Die phenolischen Verbindungen wurden mit Hilfe einer Standardausrichtung für jede Verbindung bewertet und in mg/100 g angegeben.

Abtrennung und Quantifizierung von Flavonoiden

Dies wurde unter Verwendung des zuvor erwähnten HPLC-Rahmens und eines ähnlichen Segments mit einer tragbaren Periode von Methanol: Wasser 1:1 (0-10 min) und 7:3 (10-20 min) bei einer Flussgeschwindigkeit von 1 ml/min und Identifizierung bei 339 nm durchgeführt. Jedes erkannte Flavonoid wurde unter Einbeziehung der Standardausrichtung für jede Verbindung gemessen und in mg % angegeben.

Bestimmung des Flavonoidgehalts

Alle Flavonoide, die nicht vollständig durch ein Pharmakopöe-Verfahren (Staatliches Pharmakopöe der UdSSR, unter Verwendung von Rutin als Quelle der perspektivischen Verbindung) bestimmt wurden. Ein ml des Pflanzenextrakts in Methanol (10 g/L) wurde mit 1 ml Aluminiumtrichlorid in Ethanol (20 g/L) vermischt und mit Ethanol auf 25 ml verdünnt. Die Aufnahme bei 415 nm wurde nach 40 min bei 20°C beobachtet. Aus 1 ml Pflanzenkonzentrat und 1 Tropfen saurem Ätzmittel wurden klare Proben hergestellt und auf 25 ml verdünnt. Die Retention von Rutin-Arrangements wurde unter ähnlichen Bedingungen geschätzt. Standard-Rutin-Anordnungen wurden aus 0,05 g Rutin hergestellt. Alle Schlussfolgerungen wurden in Kopie ausgefüllt. Wie viel Flavonoide in der Pflanze in Rutin-Gegenstücke (RE) ausgeschieden werden, wurde durch die nebenstehende Gleichung (Gl. 1) bestimmt:

$$X = (A \times m0 \times 10)/(A0 \times m)$$

(1)

wobei: X - Flavonoidgehalt, mg/g Pflanzenextrakt in RE; A - Absorption der Pflanzenextraktlösung; A0 - Absorption der Rutin-Standardlösung; m - Gewicht des Pflanzenextrakts, g; m0 - Gewicht des Rutins in der Lösung, g.

Bestimmung der antioxidativen Aktivität von *Casuarina* **equisetifolia-Extrakt** *in vitro*

DPPH-Radikalfängertest.

Die revolutionäre Suchwirkung der Pflanzen gegen stabiles DPPH- wurde spektrophotometrisch bestimmt. Wenn DPPH- mit einer zellverstärkenden Verbindung, die Wasserstoff abgeben kann, reagiert, wird es verringert. Die Farbverläufe (von tiefviolett bis hellgelb) wurden bei 520 nm auf einem UV/Neonlicht-Spektrophotometer geschätzt[87].

Test zur Hemmung von Stickstoffmonoxid (NO)-Radikalen.

Die extreme NO-Hinderung kann mit Hilfe der Griess-Illosvoy-Reaktion bestimmt werden:[88] Bei dieser Maßnahme wurde das Griess-Illosvoy-Reagenz durch die Verwendung von Naphthylethylendiamindihydrochlorid (0,1 % w/v) anstelle von 1-Naphthylamin (5 %) ersetzt. Die Reaktionsmischung (3 ml), die Natriumnitroprussid (10 mM, 2 ml), Phosphatkissensalzlösung (0,5 ml) und Konzentrat (100-1.000 µg) enthielt, wurde 150 Minuten lang bei 25°C gebrütet. Nach dem Schlüpfen wurden 0,5 ml der Reaktionsmischung mit 1 ml Sulfanilsäure-Reagenz (0,33 % in 20 %iger frigider Säure) vermischt und 5 Minuten lang für die abschließende Diazotierung belassen. Dann wurde 1 ml Naphthylethylendiamindihydrochlorid zugegeben, vermischt und 30 Minuten bei 25°C stehen gelassen. Bei diffusem Licht bildet sich ein rosa schattiertes Chromophor. Die Absorption dieser Anordnungen wurde bei 540 nm gegenüber den vergleichenden klaren Anordnungen geschätzt.

Bestimmung der Reduktionskraft.

Das Reduktionsvermögen des Konzentrats wurde nach der Strategie von Oyaizu, 1986, bewertet[89]. 1 ml Konzentrat (100-1.000 µg) in raffiniertem Wasser wurde mit 2,5 ml 0,2 M Phosphatträger (pH 6,6) und 2,5 ml 1% Kaliumferricyanid [$K_3Fe(CN)_6$] vermischt. Die Mischung wurde 20 Minuten lang bei 50°C gebrütet. Danach wurde die Reaktion durch Zugabe von 2,5 ml 10 %iger Trichloressiglösung beendet. Die obere Schicht der Anordnung (2,5 ml) wurde mit raffiniertem Wasser (2,5 ml) und 0,5 ml 0,1% $FeCl_3$ vermischt. Das klare Reagenz wird wie oben beschrieben ohne Zugabe von Entfernen hergestellt. Die Absorption wurde bei 700 nm in einem Spektrophotometer gegen ein klares Beispiel geschätzt. Die erweiterte Absorption der Reaktionsmischung zeigte eine stärkere Abnahme der Leistung.

Test zum Abfangen von Hydroxylradikalen (• OH).

Die Reaktionskombination (3 ml), die 1 ml $FeSO_4$ (1,5 mM), 0,7 ml Wasserstoffperoxid (6 mM), 0,3 ml Natriumsalicylat (20 mM) und wechselnde Konvergenzen des Konzentrats (2-10 µg) enthält, wurde entnommen. Nach 1 h Brüten bei 37°C wurde die Absorption des hydroxylierten Salicylatkomplexes bei 562 nm bestimmt.[90]

Experimenteller Aufbau

Tiere und Versuchsprotokoll.

Schweizer männliche hellhäutige Menschenmäuse (20-25 g) wurden für die intensive Prüfung der LD50 des methanolischen Konzentrats der Pflanze verwendet, die laut Behrens und Karber nicht vollständig in Stein gemeißelt ist.[91]

Studie zur akuten Toxizität.

Es wurde festgestellt, dass die getesteten Konzentrate selbst bei einer Dosierung von 3.000 mg/kg nicht human waren, weshalb für die Überprüfung die Dosierung 300 mg/kg gewählt wurde.

36 männliche Wister-Nager mit blasser Haut und einem Gewicht von (150-200) g wurden für diese Untersuchung herangezogen. Die Tiere wurden in einem temperatur- (25 ± 1°C) und feuchtigkeitskontrollierten Raum mit einem 12-stündigen Licht-Dunkel-Zyklus (Licht an um 6:00) untergebracht. Die Nagetiere hatten freien Zugang zu Leitungswasser und Standardpelletfutter. Die institutionelle Beratergruppe für die Moral der Tiere unterstützte jede Versuchskonvention. Die Tiere wurden in 6 Gruppen eingeteilt, jede der 6 Gruppen wie folgt:

- Kontrollhaufen (C): Die Nagetiere bekamen aufbereitetes Wasser.

- GM: Nagetiere erhielten 6 Tage lang ununterbrochen eine subkutane Infusion von GM (80 mg/kg Körpergewicht/Tag).

Therapeutische Versammlungen:

- GM und Casuarina equisetifolia entfernen behandeltes Bündel, (GM + E): Nagetiere erhielten eine subkutane Infusion von GM (80 mg/kg Körpergewicht/Tag) für 6 aufeinanderfolgende Tage, gefolgt von einer oralen Einnahme von Casuarina equisetifolia in einer Menge von 300 mg/kg einmal pro Tag für einige Zeit.

- Mit GM und Silymarin (Referenzarzneimittel) behandeltes Bündel (GM + R): Die Nagetiere erhielten eine subkutane Infusion von GM (80 mg/kg Körpergewicht/Tag) für 6 Tage, gefolgt von einer oralen Gabe von Silymarin in Höhe von 50 mg/kg einmal täglich für einige Zeit.

Defensive Versammlungen:

- Casuarina equisetifolia-Konzentrat und mit GM behandeltes Bündel (E + GM): Die Nagetiere erhielten eine orale Gabe von Casuarina equisetifolia in einer Dosis von 300 mg/kg einmal täglich über einen längeren Zeitraum, gefolgt von einer subkutanen Infusion von GM (80 mg/kg Körpergewicht/Tag) über 6 aufeinanderfolgende Tage.

- Silymarin (Referenzmedikament) und mit GM behandeltes Bündel (R + GM): Die Nagetiere erhielten eine orale Gabe von Silymarin in einer Dosis von 50 mg/kg einmal täglich für eine beträchtliche Zeitspanne, gefolgt von einer subkutanen Infusion von GM (80 mg/kg Körpergewicht/Tag) für sechs aufeinander folgende Tage.

Blutentnahme und biochemische Untersuchungen

Nüchternblutproben wurden nach einer Nüchternzeit von 12 Stunden mit einem schlanken Glaszylinder aus der Retroorbitalvene jedes Lebewesens entnommen. Die Blutproben durften koagulieren und wurden anschließend 20 Minuten lang bei 3.000 U/min zentrifugiert. Die isolierten Seren wurden für die Bestimmung der Serumwerte von Alanin-Transaminase (ALT) und Aspartat-Transaminase (AST) mit Hilfe von Testpackungen (Quimica Clinica Aplicada, Spanien) verwendet. Der Serumharnstoff- und -kreatininwert wurde mit Hilfe von bei Stanbio, Boerne, TX, gekauften Geräten bestimmt. Die Kalium- und Harnsäurekonzentrationen im Serum wurden mit Geräten von Biodiagnostic, Ägypten, bestimmt. Der L-Ascorbinsäurespiegel im Serum wurde mit Hilfe der von Jagota und Dani beschriebenen Strategie getestet[92].

Vorbereitung des Nierenhomogenats

Die gesamte Niere wurde genau abgemessen und in Eiswasser homogenisiert, um ein 10%iges (w/v) Gewebehomogenat herzustellen. Das Homogenat wurde zur Bestimmung des Malondialdehydgehalts (MDA) und des verminderten Glutathiongehalts (GSH), der Superoxiddismutase (Grass), der Glutathion-S-Transferase (GST) und des Stickstoffmonoxidgehalts (NO) verwendet.

Bestimmung des Proteingehalts

Der Proteingehalt von Nierenhomogenaten wurde nach der Methode von Lowry et al.[93] bestimmt, wobei Eiweiß aus kuhähnlichem Serum als Norm verwendet wurde.

Biochemische Analyse im Nierenhomogenat

Bestimmung der Lipidperoxidation.

MDA, das Ergebnis der Lipidperoxidation im Nierengewebe, wurde durch die Bestimmung des Gehalts an Thiobarbitursäure-korrosiven Substanzen (Skilifts) bestimmt. Ein Aliquot von 0,5 ml 10%igem Homogenat (oder Standard) wurde in ein 10 ml Rotationsröhrchen pipettiert, gefolgt von der Zugabe von 3 ml 1%igem Orthophorsäure- und 1 ml 0,6%igem Thiobarbitursäure-Ätzmittel. Nach 45-minütiger Erwärmung unter einer Wasserdusche wurde die Mischung abgekühlt und 4 ml n-Butanol hinzugefügt und kräftig gemischt. Die obere Butanolschicht wurde durch Zentrifugation isoliert und die Absorption bei 535 nm und 520 nm gegen einen Reagenzienleerwert geschätzt[94].

Bestimmung des GSH-Gehalts.

Der GSH-Gehalt in Nierengewebshomogenaten wurde nach der Methode von Ellman geschätzt.[95] Trichloressigsäure (5 %) wurde zu einer ausreichenden Abschwächung der Gewebshomogenate (0,5 ml) hinzugefügt, um den Proteingehalt in den Proben zu fördern. Dann wurde diese Mischung bei 10.000 g 5 Minuten lang zentrifugiert und der Überstand wurde zurückgewonnen. Schließlich wurde 5,5'-Dithiobis(2-nitrobenzoesäure)-Anordnung zu den Reaktionsmischungen hinzugefügt, und die Absorption wurde bei 412 nm unter Verwendung eines Spektrophotometers aufgezeichnet.

Bestimmung der SOD-Aktivität.

Die Bewegung von Nierengras ist nach der Strategie von Marklund und Marklund noch in der Schwebe.[96] Pyrogallol (24 mM) wurde in 10 mM HC1 vorbereitet und vor der Verwendung bei 4°C aufbewahrt. Eine Katalase-Stammlösung (30 µM) wurde in einem Phosphatpolster (PH 9, 0,1 M) vorbereitet, 100 µl des Überstandes wurden zu Tris HC1 (pH 7,8, 0,1 M) hinzugefügt, das 25 µl Pyrogallol und 10 µl Katalase enthielt. Das letzte Volumen wurde unter Verwendung einer ähnlichen Trägeranordnung auf 3 ml akklimatisiert. Die Änderungen der Absorption bei 420 nm wurden bei 1 Minute und 3 Minuten Dehnung aufgezeichnet. Die Informationen wurden als U/mg Protein angegeben.

Bestimmung der GST-Aktivität.

Die Wirkung von GST in Nierengewebe wurde mit der Technik von Habig et al.[97] getestet. Dabei wurden 2,8 ml 0,1 M Phosphatlösung pH 6,5, 100 µl Glutathion und 100 µl 1-Chlor-2,4-dinitrobenzol gemischt. Die Reaktion wurde durch die Ausdehnung von 25 µl eines 10%igen Homogenatanteils eingeleitet. Die Einstellung der Absorption wurde durch konsequente Aufnahme bei 340 nm in Abständen von 1 Minute für 3 Minuten beobachtet, die Informationen wurden als nmol/min/mg Protein mitgeteilt.

Bestimmung des NO-Gehalts.

Der NO-Gehalt im Nierengewebe ist nach der Strategie von Green et al.[98] noch in der Schwebe. Die Untersuchung beruht auf der Diazotierung von Sulfanilsäure mit Stickstoffmonoxid bei saurem pH-Wert und der anschließenden Kopplung mit N-(10-Naphthyl)-Ethylendiamin, wodurch ein stark rosa gefärbtes Produkt entsteht, das spektrophotometrisch bei 540 nm bestimmt wird. Natriumnitrit wurde als Standard verwendet.

Statistische Analyse

Die messbare Untersuchung der Kontraste zwischen den Implikationen erfolgte unter Verwendung der ANOVA, gefolgt vom LSD-Test (most un-tremendous distinction) für verschiedene Untersuchungen mit dem Programm SPSS for Windows, ver. 6.0 (Chicago, IL); p<0,05 wurde für alle Tests als wirklich groß angesehen.

ZUSAMMENFASSUNG

Die aktuelle Studie zeigt, dass der Baum eine bedeutende Rolle für das Wohlbefinden der Menschen spielt und darüber hinaus hilfreich für die Behandlung und Heilung verschiedener Krankheiten und Verwirrungen ist und verschiedene nützliche Wirkungen hat. Diese Studie deckt grundsätzlich auf, dass der Baum zahlreiche Phyto-Substanz-Bestandteile hat, weil er aufgrund der Anwesenheit von wichtigen bioaktiven Bestandteilen wertvoll für die Behandlung verschiedener Krankheiten ist und zahlreiche wiederherstellende Wirkungen hat, wie z.B. bänderfeindliche Wirkung, zellverstärkende Wirkung, mildernde Wirkung, bakterienfeindliche Wirkung, gegen diabetische Aktion, gegen Geschwür Aktion, spasmolytische Aktion, cyto-poisonous Aktion, feindlich gegen Parasiten Aktion, nephro-defensive Aktion und so weiter und die Casuarina equisetifolia ist ebenfalls einer der lohnendsten Baum Pflanzen auf dem Planeten als Folge seiner verschiedenen erwarteten nutzt als eine gewöhnliche und Geschäft.

Casuarina equisetifolia Pflanze enthält verschiedene technische Bestandteile wie Stärke, Glykoside, Saponine, Phenole, Flavonoide, Gerbstoffe, Steroide, Gummi, Alkaloide, Proteine, Zucker und Triterpenoide Dieses Buch wird die riesigen hergestellten Bestandteile, die für pharmakologische Aktivitäten, ethnobotanische Verwendungen, pharmakologische Wirkungen, Waldbau Charakteristiken wie Temperatur, Boden, Niederschlag, Stickstoff-Fixierung Kapazität verantwortlich sind.

Casuarina equisetifolia wird in der natürlichen Konservierung verwendet und spielt eine Rolle bei der Kombination von Nanopartikeln, grüner Mischung von Silbernanopartikeln, hilfreich bei der Herstellung von Papierbrei, zur Kontrolle des Zerfalls, als Windschutz, zur Gewährleistung der Sicherheit von Sandaufstiegen, beim Gerben und beim Anzünden.

Dieses Buch umfasste zusätzlich Bodenkonservierung und -wiederherstellung, Vererbungsqualitäten und Baumvermehrung, Unbeständigkeitsstudien, Baumphysiologie, organische Chemie, neue Aufzeichnungen, Geschäftsanwendungen, Materialien und Strategien, Sicherung von Zellverstärkungsmaßnahmen, Versuchsplan von Casuarina equisetifolia.

REFERENZEN

[1] Cooper EL. Arzneimittelforschung, CAM und natürliche Produkte. Evid Based Complement Altern Med 2004; 1:215-7.

[2] Cooper EL. CAM, eCAM, Bioprospecting: die Pyramide des 21. Jahrhunderts. Evid Based Complement Altern Med 2005; 2:125-7.

[3] TsaoJCI, ZeltzerLK. Komplementär- und alternativmedizinische Ansätze für pädiatrische Schmerzen: ein Überblick über den Stand der Wissenschaft. Evid Based Complement Altern Med 2005; 2:149-59.

[4] Solecki R. Shanidar IV, eine Neandertaler-Blumenbestattung im Nordirak. Wissenschaft 1975; 190:880-1.

[5] M. Gordaliza, "Terpenyl-purines from the sea", *Marine Drugs*, vol. 7, no. 4, pp. 833-849, 2009.

[6] C. J. Barden und D. F. Weaver, "The rise of micropharma", *Drug Discovery Today*, vol. 15, no. 3-4, pp. 84-87, 2010.

[7] Ali Esmail Al-Snafi, "The Pharmacological Importance of *Casuarina Equisetifolia* - An Overview". International journal of pharmacological screening methods, 2015; vol 5/issue 1: 4-9.

[8] Anonym, Wealth of India. Raw Materials Vol.3, Publications& Information Directorate, C.S.I.R., New Delhi 1992: 380-85.

[9] Mhaskar KS, Blatter E, Caius JF (2000). Kirtikar and Basu's Illustrated Indian. Medicinal Plants, 3rd Edn. Sri Satguru Publications, Delhi, Indien.

[10] Kannan CS, Warrier EV, Anoop B and Gurudev S: Screening of Clones of *Casuarina equisetifolia* for Pulping Traits Using Wood Fibre Characteristics. Int J Cur Res Rev 2015; 7(12): 64-71.

[11] Mink JN, Holmes WC und Singhurst JR: *Casuarina equisetifolia* (Casuarinaceae) naturalized in Texas and comments on ecological implications for the Texas coast. Phytoneuron 2016; 55: 1-8.

[12] Aher, A.N., Pal S.C., Patil, U.K., Yadav, S.K., Bhattacharya, S., Evaluation of antihistaminic activity of *Casuarina equisetifolia* Frost. (Casuarinaceae), Pharmacologyonline, (2009); 1: 114449.

[13] Aher A.N., Pal, S.C., Patil, U.K., Yadav, S.K., Bhattacharya, S., Antioxidant activity of isolated phytoconstituents from *Casuarina equisetifolia*, Journal of Plant Sciences, 2009;4(1):1520.

[14] Parekh, J., Chanda, S.V., *In vitro* antimicrobial activity and phytochemical analysis of some Indian medicinal plants, Turkish Journal of Biology, (2007); 31:53-58.

[15] Ahsan, R., Monirul Islam, K.M., Musaddik, A., Haque, E., Hepatoprotective activity of methanol extract of some medicinal plants against carbon tetrachloride induced hepatotoxicity in albino rats, Global Journal of Pharmacology, 2009; 3 (3):116-22.

[16] Aher A.N., Pal, S.C., Patil, U.K., Yadav, S.K., Bhattacharya, S., Evaluation of analgesic activity of *Casuarina equisetifolia* Frost (Casuarinaceae), Asian Journal of Chemistry, 2010; 22(5): 352530.

[17] Geary TF. *Casuarina equisetifolia*, file:///C:/Users/Media/Downloads/Casuarina %20 equisetifolia%20L.pdf

[18] Hawaiianische Pflanzen und tropische Blumen, *Casuarina equisetifolia* - Common Ironwood, http://wildlifeofhawaii.com/ flowers/774/casuarina-equisetifolia-common-ironwood/

[19] *Casuarina equisetifolia* - Eisenholz, http://www.worldagroforestry.org/treedb2 /AFTPDFS/Casuarina_equisetifolia.pdf

[20] Khare CP. Indian medicinal plants an illustrated dictionary. Springer Science and Business Media, LLC, 2007, 131.

[21] Jøker D. *Casuarina equisetifolia* L. Danida Forest Seed Center, 2000, http://sl.ku.dk/rapporter/seed-leaflets/filer/casuarinaequisetifolia-14.pdf

[22] Kantheti USK, Kumar DY, Ganinna B und Nath PK. *Casuarina equisetifolia* Wirkung als Antidiabetikum und Antihyperlipidämikum auf Streptozocin-induzierte Ratten mit Diabetes. *IJCTPR*, 2(3), 2014, 432-436.

[23] Nash R, Thomas P, Waigh R. Casuarine- a very highly oxygenated pyrrolizidine alkaloid. *Tet Lett*, 35(42), 1994, 78497852.

[24] Weiner MA. Ethnomedizin in Tonga. *Econ Bot*, 25(4), 1971, 423-450.

[25] Whistler WA. Polynesische Heilpflanzen. Hongkong, Everbest, 1992.

[26] Prajapati ND, Purohit SS, Sharma AK und Kumar T. Handbook of medicinal plants. Jodhpur, Agrobios, Indien, 2003.

[27] Jain SK und Dam N. Some ethnobotanical notes from Northeastern India. *Economic Botany*, 33, 1979, 52-56.

[28] Ahsan MR, Islam KM, Haque ME und Mossaddik MA. In vitro antimikrobielles Screening und Toxizitätsstudie einiger verschiedener Heilpflanzen. *Wolrd J Agri Sci,* 5, 2009, 617-621.

[29] S. Muthuraj, P. Muthusamy, R. Radha und K. Ilango. Pharmakognostische, phytochemische und pharmakologische Überprüfung von *Casuariana equisetifolia*. World Journal of Pharmaceutical Research. ISSN 2277-7105, Band 8, Ausgabe 4, 328-339.

[30] I.A. Ogunwande a, G. Flamini b, A.E. Adefuye a, N.O. Lawal a, S. Moradeyo a, N.O. Avoseh Chemical compositions of Casuarina equisetifolia L., Eucalyptus toreliana L. and Ficus elastica Roxb. ex Hornem cultivated in Nigeria South African Journal of Botany, 2011; 645-649.

[31] Muibat Olabisi Bello, Temitope Azeezat, Yekeen, and Endurance Oghenekevwe Aneke, the Nutraceutical constituents of casuarina equisetifolia leaves and fruits International Journal of Chemical, Environmental & Biological Sciences, 2015; 3(2): 2320-4087.

[32] Shafi Thompson T., Alen Paiva1, Greeshma G. Mohan1, Jincy Das 1, Arya Suresh 1, K.K. Dil Baseer Sabith 1, J. Densingh The phytochemical studies on casuarinas equisetifolia and investigation of its against pathogenic flora IJPSR, 2012; 3(12): 48074810.

[33] Saranya, V.T.K. and Uma Gowrie, S. Study on phytochemical screening from cladode extracts of *casuarina equisetifolia. l.,* using various polar solvents International Journal of Information Research and Review, March, 2016; 3(3): 2087-2090.

[34]A.N. Aher, S.C. Pal, S.K. Yadav†, U.K. Patil, S. Bhattacharya. Isolation and characterization of phytoconstituents from *casuarina equisetifolia* (casuarinaceae) *Asian Journal of Chemistry, 2012;* 22(5): 3429-3434.

[35]Cambie RC, Ash. J. Fijian medicinal plants, CSIRO, Australien, 1994; 116: 117.

[36] Shang-Ju Zhang 1, Yi-Ming Lin 1, Hai-Chao Zhou 1, Shu-Dong Wei 1, Guang-Hui Lin 1 und Gong-Fu Ye Antioxidative Tannine aus der Stammrinde und der Feinwurzel von *Casuarina equisetifolia* Molecules, 2010; 15: 5658-5670.

[37] Uma Maheswari Narendra Kumar. Thenmozhi Panneerselvam. Efficacy of aqueous and ethanol extracts *casuarina equisetifolia* for potential antimicrobial activity. World journal of pharmacy and pharmaceutical sciences, 2015; 4(7): 1877-1882.

[38] Narayana Swamy*, K.N. Ninge Gowda, R. Sudhakar. Antimikrobielle Aktivität von *Casuarina equisetifolia*. Internationale Zeitschrift für innovative pharmazeutische Wissenschaft.2013;1(1)

[39] Gumgumjee NM und Hajar AS. Antimikrobielle Wirksamkeit von *Casuarina equisetifolia*-Extrakten gegen einige pathogene Mikroorganismen. *Journal of Medicinal Plants Research*, 6(47), 2012, 5819-5825.

[40] Moazzem Hossen SM, Islam J, Shakhawat Hossain SM, Mofizur Rahman M und Ahmed F. Phytochemical and biological evaluation of MeOH extract of *Casuarina equisetifolia* (Linn.) leaves. *European Journal of Medicinal Plants*, 4(8), 2014, 927-936.

[41] N. Sriram Antidiabetic and Antihyperlipidemic Activity of Bark of *casuarina equisetifolia* on Streptozotocin induced Diabetic rats, International Journal of Pharmacy Review & Research, 2011; 1(1): 4-8.

[42] Uday sasi kantheti, D. Yoganandkumar, Bhargav Ganinna, P. Kedar Nath. Casuarinan equisetifolia effect as Antidiabetic and Antihyperlipidemic on Streptozocin induced rats with diabetes. International journal of current Trends in pharmaceutical Research, 2014; 2(3): 432-436.

[43] Mamillapalli V, Kondaveeti LS, Chapala RH, Sai. Sareddu TK, Pattipati S, Khantamneni P. A detailed investigation of phytochemical, biological and commercial utilization of horse tail tree Casuarina equisetifolia. Asian J Pharm Res. 2022;12(1):88-95. doi: 10.52 711/2231-5691.2022.00014 .

[44]. El-Tantawy WH, Mohamed SA, Abd Al Haleem EN. Bewertung der biochemischen Wirkungen von Casuarina equisetifolia-Extrakt auf die durch Gentamicin verursachte Nephrotoxizität und den oxidativen Stress bei Ratten. Phytochemical analysis. J Clin Biochem Nutr. 2013;53(3):158-65. doi: 10.3164/jcbn.13-19, PMID 24249970.

[45]. Muthuraj S, Muthusamy P, Radha R, Ilango K. Pharmacognostical, Phytochemical Studies and In vitro antidiabetic Evaluation of Seed Extracts of Casuarina equisetifolia Linn. J Phytopharmacol. 2020;9(6):410-8. doi: 10.31254/phyto.2020.9605

[46]. Vtk S, S UG. Pharmakologische Studien: Antibakterielle, antioxidative und entzündungshemmende Wirksamkeit von Casuarina equisetifolia-Wurzelextrakten. Asian J Pharm Clin Res. 2018;11(8):270-6. doi: 10.22159/ajpcr.2018.v11i8.24642.

[47]. Zhang SJ, Lin YM, Zhou HC, Wei SD, Lin GH, Ye GF. Antioxidative Tannine aus Stammrinde und Feinwurzel von Casuarina equisetifolia. Molecules. 2010;15(8):5658-70. doi: 10.3390/ molecules15085658, PMID 20714319.

[48]. Shashank T, Shreya T. Human Immune System and Importance of immunity Boosters on Human Body. J Glob Trends Pharm Sci. 2020;11(4):8641-9.

[49]. Snafi. Heilpflanzen mit antioxidativen und radikalfangenden Wirkungen (Teil 3) Eine Übersicht. IOSR J Pharm. 2017;7(4):48-62.

[50]. Talreja S, Tiwari S. A critical overview on Moringa oleifera. J Glob Trends Pharm Sci. 2020;11:8451-7.

[51]. Snafi. Therapeutische Eigenschaften von Heilpflanzen: Ein Überblick über ihre Entgiftungskapazität und Schutzwirkung (Teil 1). Asian J Pharm Sci Technol. 2015;5(4):257-70.

[52]. Kandeel M, Abdelaziz I, Elhabashy N, Hegazy H, Tolba Y. Nephrotoxicity and oxidative stress of single large dose or two divided doses of gentamicin in rats. Pak J Biol Sci. 2011;14(11):627-33. doi: 10.3923/pjbs.2011.627.633, PMID 22235503.

[53]. Orwa C, Mutua A, Kindt R, Jamnadass R, Anthony S. 2009. Agroforstliche Datenbank: A tree reference and selection guide. Version 4.0. Kenia: World Agroforestry Centre.

[54]. Windschutz aus Kasuarinen zur Anpassung des Wachstums- und Verzweigungsmusters von Teakbäumen im Bündelpflanzsystem.

[55] Kumar, V. (2017). Advanced forest plantation nursery management. Wissenschaftliche Veröffentlichung, Neu-Delhi

[56] Abe, T., Yasui, T. und Makino, S. (2011). Vegetationsstatus auf der Insel Nishijima (Ogasawara) vor der Ausrottung fremder pflanzenfressender Säugetiere: schnelle Ausbreitung eines invasiven fremden Baumes, Casuarina equisetifolia (Casuarinaceae). Journal of Forest Research, 16: 484-491.

[57] Davis, G.E. und Whiting, M.C. (1977). Nistende Unechte Karettschildkröten im Everglades National Park, Florida, USA. Herpetologica, 33: 18-28.

[58] Fly, L.B. (1952). Eine vorläufige Pollenanalyse des Gebiets von Miami, Florida. Journal of Allergy, 23: 48-57.

[59]. K. Muthu. C. Rathika. Casuarina equisetifolia Blattextrakt vermittelte Biosynthese von Silber-Nanopartikeln. Journal of Nanoscience and Technology.

[60]. Ravi N, et al. Casuarina-a potential tree crop for Karnataka. Int J Recent Sci Res. 2020;11(11):40162-8. Taxonomische Klassifizierung [abgerufen am 10. Dezember 2022 von] bugwood website. Verfügbar unter: https://wiki.bugwood.org/Casuarina_equisetifo lia.

[61]. Buvaneswaran, et al. Windschutz aus Kasuarinen zur Anpassung des Wachstums- und Verzweigungsmusters von Teakbäumen im Bündelpflanzsystem. IJAAR. 2016;15(1):33-42.

[62]. Tiwari Dr, Talreja S. Insomnia: Eine Studie über Schlafstörungen mit dem Hinweis auf ayurvedische Kräuter. J Pharm Sci Res. 2020;12:1375-9.

[63]. Gerbverfahren [abgerufen am 30. Dezember 2022 von] usda website. Verfügbar unter: https: //www.srs.fs.usda.gov/pubs/misc/ag_654/volume_2/casuarina/casaurina.htmBuva neswara

[64] Mascarenhas, A. und Jayakumar, S. (2008). Eine Umweltperspektive für das Post-Tsunami-Szenario entlang der Küste von Tamil Nadu, Indien: Die Rolle von Sanddünen und Wäldern. Zeitschrift für Umweltmanagement, 89: 24-34

(65) Ecology of seed and seedling growth for conservation and restoration of tropical dry forest : a review. environmental conservation, 28(1), 39-52. https://doi.org/10.1017/s0376892901000042

[66] Bewertung interspezifischer Casuarina-Hybridklone im Hinblick auf Anpassungsfähigkeit und Wachstum in ariden und semiariden Regionen Nordwestindiens

[67] Konservative oder nicht-konservative Strategie zur Förderung der Zuchtgeneration? Eine Fallstudie zu Eucalyptus benthamii unter Verwendung räumlicher Variation und eines Konkurrenzmodells

[68] De-novo-Genomaufbau und Annotation auf Chromosomebene von drei repräsentativen Casuarina-Arten: C. equisetifolia, C. glauca, und C. cunninghamiana.

[69] Blühvariation einer jungen Waldkiefer (Pinus sylvestris L.) in einer klonalen Samenplantage auf der Grundlage der Jahre

[70]Bewertung interspezifischer Hybridklone von Casuarina hinsichtlich Anpassungsfähigkeit und Wachstum in ariden und semiariden Regionen Nordwestindiens

[71]VARIABILITÄT MORPHOMETRISCHER PARAMETER BEI NATURALISIERTEN UND KULTIVIERTEN PFLANZEN VON Hydrangea macrophylla ser. unter verschiedenen Umweltbedingungen

[72]Schätzung von Variabilitätsparametern bei drei verschiedenen Sesamarten und ihren intra- und interspezifischen Hybriden

[73]Identifizierung direkter und indirekter Assoziationen zwischen Merkmalen durch die Verbindung von phylogenetischen Vergleichsmethoden und Strukturgleichungsmodellen

[74]Genetische Divergenzstudien bei Fingerhirse (Eluesine coracana L. Gaertn.) Genotypen

[75]Das Bewertungssystem für Phytophthora-Wurzelfäule beeinflusst die Erkennung von QTL und zeigt unvollständige Dominanz und doppelte rezessive epistatische Genwirkung bei Capsicum annuum.

[76] Siddappa (Eds), Casuarina: Improvement and Utilization. Institute of Forest Genetics and Tree Breeding, Coimbatore, Indien S. 97-102.

[77] Fan, C., Qiu, Z., Zeng, B. et al. Physiological adaptation and gene expression analysis of *Casuarina equisetifolia* under salt stress. *Biol Plant* **62**, 489-500 (2018). https://doi.org/10.1007/s10535-018-0799-y

[78] Warrier, K.C.S., Gurumurthi, K., Barthwal, S., Warrier, R.R. und Venkataramanan, K.S. 2005. Variabilitätsstudien mit besonderem Schwerpunkt auf Physiologie, Biometrie und Biochemie bei ausgewählten Baumarten zur Baumverbesserung. Bericht über den Abschluss des Projekts. Institute of Forest Genetics and Tree Breeding (Indian Council of Forestry Research and Eduction), Coimbatore, Indien, 130 S.

[79] Warrier, K.C.S., Suganthi, A. und Singh, B.G. 2013. A new record of abnormal phylloclad modification in Casuarina equisetifolia. International Journal of Agricultural Science Research 2 (1): 8-11.

[80] Midgley SJ, Byron RN, Chandler, F.C., Ha, Huy, Thinh, Tran, Vo, Hung, Son, Hoang, Hong, Hanh. *Brauchen Pflanzen Pässe? Eine sozioökonomische Studie über die Rolle der exotischen Baum- und anderen Pflanzenarten in der Provinz Quang Tri, Vietnam.* CSIRO; Canberra, Australien; 1997.

[81] Uma, Maheswari, N.K., Thenmozhi, P., Efficacy of aqueous and ethanol extracts *casuarina equisetifolia* for potential antimicrobial activity. World J Pharm Pharm Sci. 2015; 4(7):1877-1882.

[82] Wei-sheng Zeng, Shou-zheng, TangQian-hui Xiao. Heizwert und Aschegehalt verschiedener Teile von Masson-Kiefern in Südchina. J For Res, 2014; 25(4):779-78.

[83] Badran OA, und Tawfik SA. Stammanalyse einiger Casuarina-Arten, die in den Vereinigten Arabischen Emiraten angebaut werden Alexandria. J Agric Res. 1971; 149-157.

[84] Maheswari S, Nayak RG, Meshramkar PM, Jaspal NS, *et al*. Comparative studies on the pulping and papermaking properties of *Casuarina equisetifolia* and Eucalyptus hybrids. Indian Pulp Pap. 1979; 34(3):9-13.

[85] Woodall SL und Geary TF. Identity of Florida Casuarinas. U.S.D.A. Southeast Forest Station, Research Note SE-332, 1985,

[86] Khandelwal KR. Pune: Nirali Prakashan; 2006. Praktische Pharmakognosie; S. 149. [Google Scholar]

[87] Brand-Williams W, Cuvelier ME, Berset C. Verwendung der Methode der freien Radikale zur Bewertung der antioxidativen Aktivität. *Lebensmittel Wissenschaf und Technologie*. 1995;**28**:25-30. [Google Scholar]

[88] Marcocci L, Packer L, Droy-Lefaix MT, Sekaki A, Gardès-Albert M. Antioxidative Wirkung von *Ginkgo* biloba-Extrakt EGb 761. *Methods Enzymol*. 1994;**234**:462-475. [PubMed] [Google Scholar]

[89] Oyaizu M. Studies on products of browning reaction: antioxidative activities of products of browning reaction prepared from glucosamine. *Jpn J Nutr*. 1986;**44**:307-315. [Google Scholar]

[90]. Smirnoff N, Cumbes QJ. Hydroxyl radical scavenging activity of compatible solutes. *Phytochem*. 1989;**28**:1057-1060. [Google Scholar]

[91]. Behrens B, Karber G. Chemotherapie von neoplastischen Erkrankungen. In: Selli C, Ckhardt S, Nmeth L, editors. Budapest: Der Verlag der Ungarischen Akademie; 1970. p. 37. [Google Scholar]

[92]. Jagota SK, Dani HM. Ein neues kolorimetrisches Verfahren zur Schätzung von Vitamin C unter Verwendung von Folin-Phenol-Reagenz. *Biochemistry*. 1982;**127**:178-182. [PubMed] [Google Scholar]

[93]. Lowry OH, Rosebrough NJ, Farr AL, Randall RJ.Proteinmessung mit dem Folin-Phenol-Reagenz. *J Biol Chem* 1951; **193**: 265 (Die Originalmethode). [PubMed] [Google Scholar]

[94]. Mihara M, Uchiyama M. Determination of malonaldehyde precursor in tissues by thiobarbituric acid test. *Anal Biochem.* 1978;**86**:271-278. [PubMed] [Google Scholar]

[95]. Ellman GL. Sulfhydrylgruppen im Gewebe. *Arch Biochem Biophys.* 1959;**82**:70-77. [PubMed] [Google Scholar]

[96]. Marklund SL, Marklund G. Involvement of the superoxide anion radical in the autoxidation of pyrogallol and a convenient assay for superoxide dismutase. *Eur J Biochem.* 1974;**47**:469-474. [PubMed] [Google Scholar]

[97]. Habig WH, Pabst MJ, Jakoby WB. Glutathion-S-Transferasen. Der erste enzymatische Schritt in der Mercaptursäurebildung. *J Biol Chem.* 1974;**249**:7130-7139. [PubMed] [Google Scholar]

[98]. Green LC, Wagner DA, Glogowski J, Skipper PL, Wishnok JS, Tannenbaum SR. Analyse von Nitrat, Nitrit und [^{15}N] Nitrat in biologischen Flüssigkeiten. *Anal Biochem.* 1982;**126**:131-138. [PubMed] [Google Scholar]

INHALT

ABSTRACT	1
EINFÜHRUNG	3
VERTRIEB	6
BESCHREIBUNG	7
PHYTOKOMPONENTEN	12
PHARMAKOLOGISCHE BEDEUTUNG	14
GENETIK UND BAUMZUCHT	25
BAUMPHYSIOLOGIE	35
NEUE REKORDE	40
MATERIALIEN UND METHODEN	45
ZUSAMMENFASSUNG	52
REFERENZEN	53

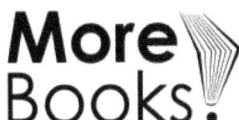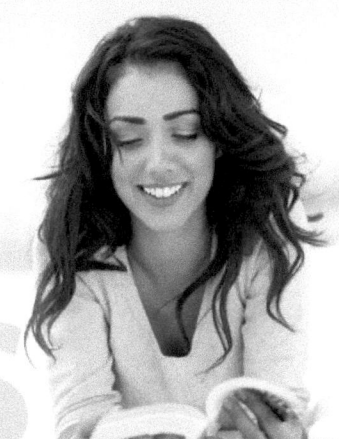

I want morebooks!

Buy your books fast and straightforward online - at one of world's fastest growing online book stores! Environmentally sound due to Print-on-Demand technologies.

Buy your books online at
www.morebooks.shop

Kaufen Sie Ihre Bücher schnell und unkompliziert online – auf einer der am schnellsten wachsenden Buchhandelsplattformen weltweit! Dank Print-On-Demand umwelt- und ressourcenschonend produziert.

Bücher schneller online kaufen
www.morebooks.shop

info@omniscriptum.com
www.omniscriptum.com

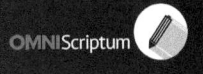

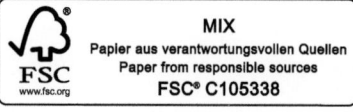

Printed by Books on Demand GmbH, Norderstedt / Germany